耳は不調と美容の救急箱

首・肩こり、目の疲れ、不眠から若返りに効く！

著者　イヤーエステティシャン　中本多紀
監修　医師　西本真司

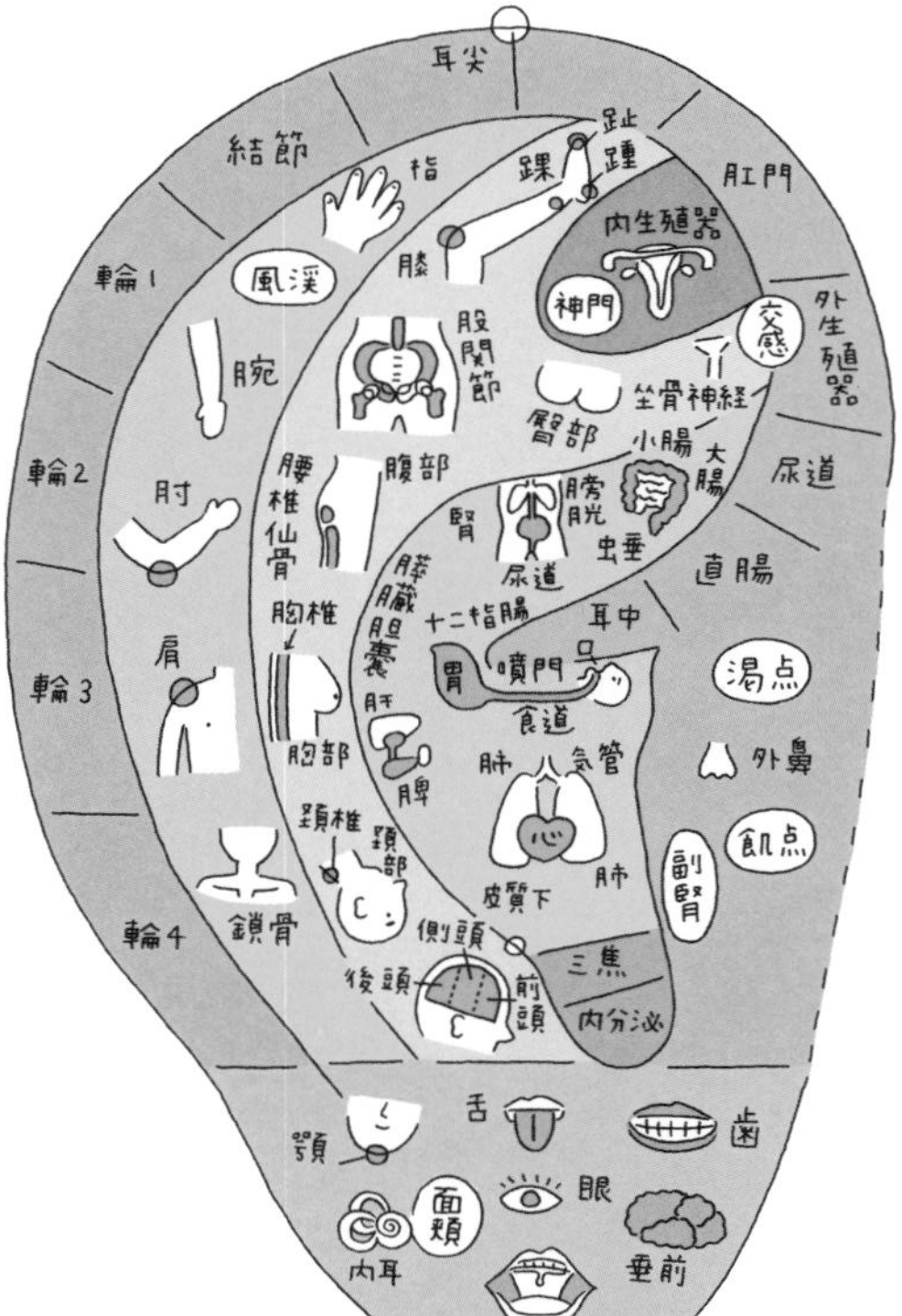

WAVE出版

まえがき

耳のマッサージ（耳たぶリフレ）と耳掃除で身体がラクになる！

イヤーエステサロンを立ち上げて13年、これまで1万人以上のお客様の耳を施術してきました。

サロンでは、プロのイヤーエステティシャンによる「耳のマッサージ（耳たぶリフレ）」と「耳掃除」を提供しています。

現在では私のメソッドを習得したイヤーエステティシャンが全国におり、耳のマッサージ」と「耳掃除」というふたつの耳ケア（イヤーエステ）を提供し、その良さを多くの方に実感していただいています。

「耳ツボは聞いたことがあるけど、耳掃除が不調にいいの？」と疑問に思われる方もいるかもしれませんね。

実は耳の中には、リラックス効果が得られる副交感神経を優位にする迷走神経《めいそうしんけい》があり、刺激することで、緊張した身体をほぐし、良い睡眠が取れるようになるのです。

耳掃除は、カメラを使って耳の中をモニターで映し出し、お客様にも耳の中を見ていただけるという画期的な方法を取っています。

「耳のマッサージ」では、耳にあるツボを刺激して不調を改善したり、リフトアップの効果が得られます。

「首が回らなかったのが、回るようになった」

「ずっと頭痛がしていたのが、スッキリした」

「病院に行っても治らなかった耳鳴りが取れた」

「目がパッチリして、モヤモヤがなくなった」

「よく眠れるようになった」

などの声をいただいています。


耳には、たくさんのツボが集まっており、自律神経とも関わっています。不調のときは、交感神経が優位になり、身体が緊張状態であることのサイン。それを耳ツボを刺激することで、取ることができるのです。

さらに耳掃除で副交感神経を優位にできるので、緊張して疲れた身体を癒すことができます。

本書では、お金を払わなくてもセルフケアで、いつでもどこでも耳のマッサージができる方法と正しい耳掃除の方法を紹介しています。

新型コロナウイルス禍で、ストレスは社会全体に及んでいます。そして感染しないためにも、免疫力を強化することも大切です。

耳のマッサージと耳掃除で、お疲れモードのあなたの身体をいたわってあげましょう。

２０２０年11月吉日

一般社団法人　ＪＥＢジャパンイヤービューティ協会　理事長

中本《なかもと》多紀《たき》

耳は不調と美容の救急箱 目次

西本クリニック院長　西本真司

第1章

「耳のマッサージ」と「耳掃除」は、なぜ効果があるのか？

第2章

「耳のマッサージ体操」のやり方

第3章

誰も教えてくれなかった「正しい耳掃除」をマスター

第4章

症状別　耳のマッサージのやり方

第5章

耳の疑問に答えます

耳に関する疑問に答えます

プロデュース　遠藤励起
装丁　加藤愛子（オフィスキントン）
イラスト　米村智倫
編集協力　早草れい子（Ｃｏｒｆｕ企画）
ＤＴＰ　ＮＯＡＨ

耳ツボ大地図帖

耳ツボは10の身体のゾーンに分かれる

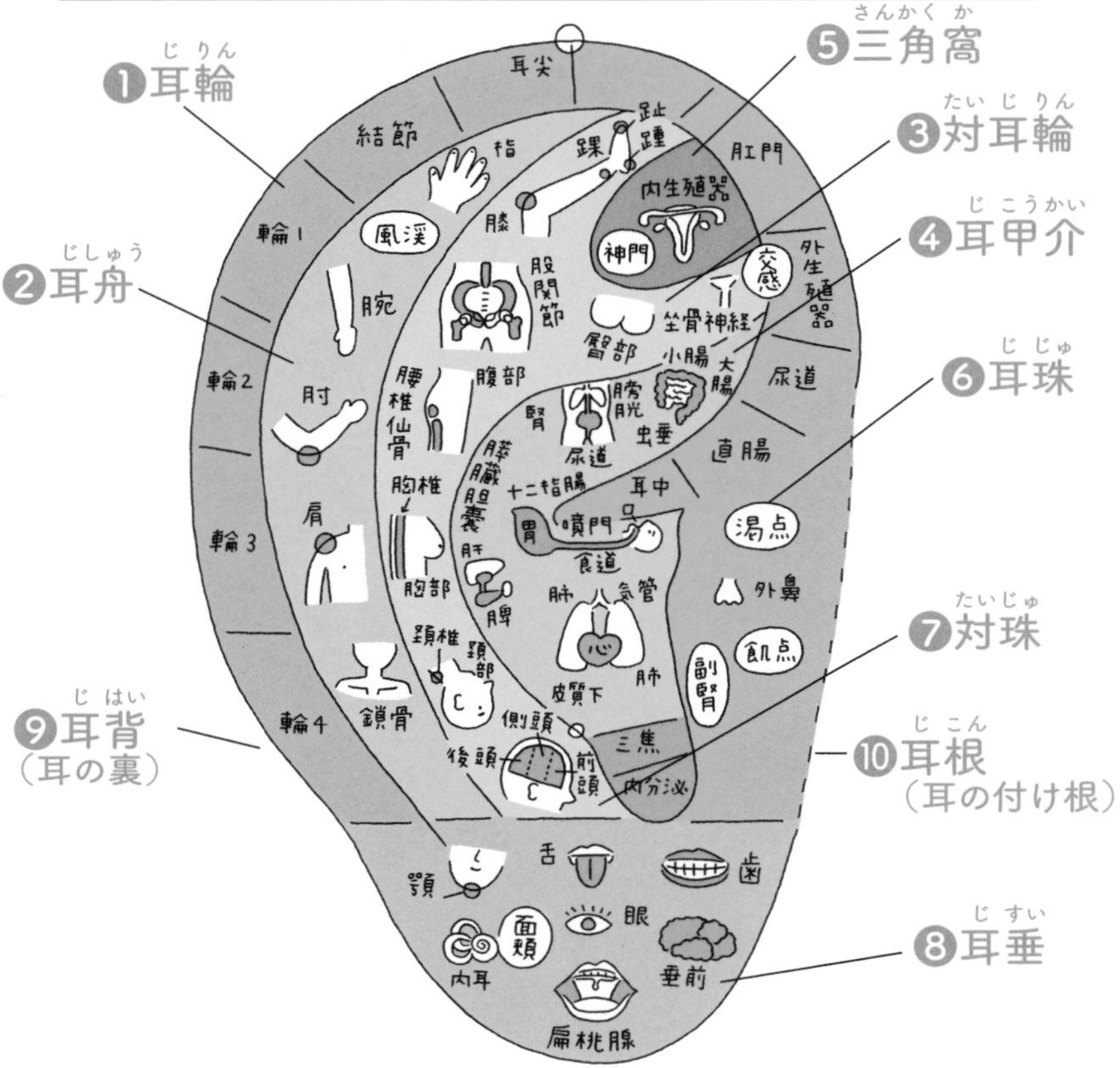

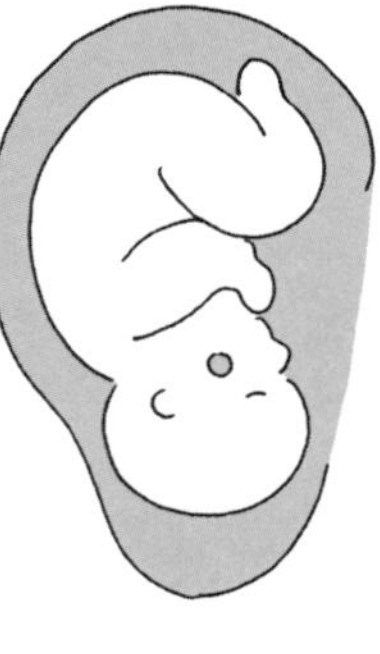

耳ツボは赤ちゃんがお母さんのお腹の中にいる胎児の形になぞらえられます。

耳たぶが赤ちゃんの頭にあたる部分。そこには眼、耳、口など頭部のツボがあります。耳たぶから上に上がり、赤ちゃんの胴体や四肢にあたる部分には内臓や手足のツボがあります。２つのイラストを重ね合わせるとツボのイメージがしやすいかもしれません。

そして耳ツボは大きく10の身体のゾーンに分かれます（15 ～ 23ページ参照）。

❶耳輪《じりん》　デトックスのツボ地帯

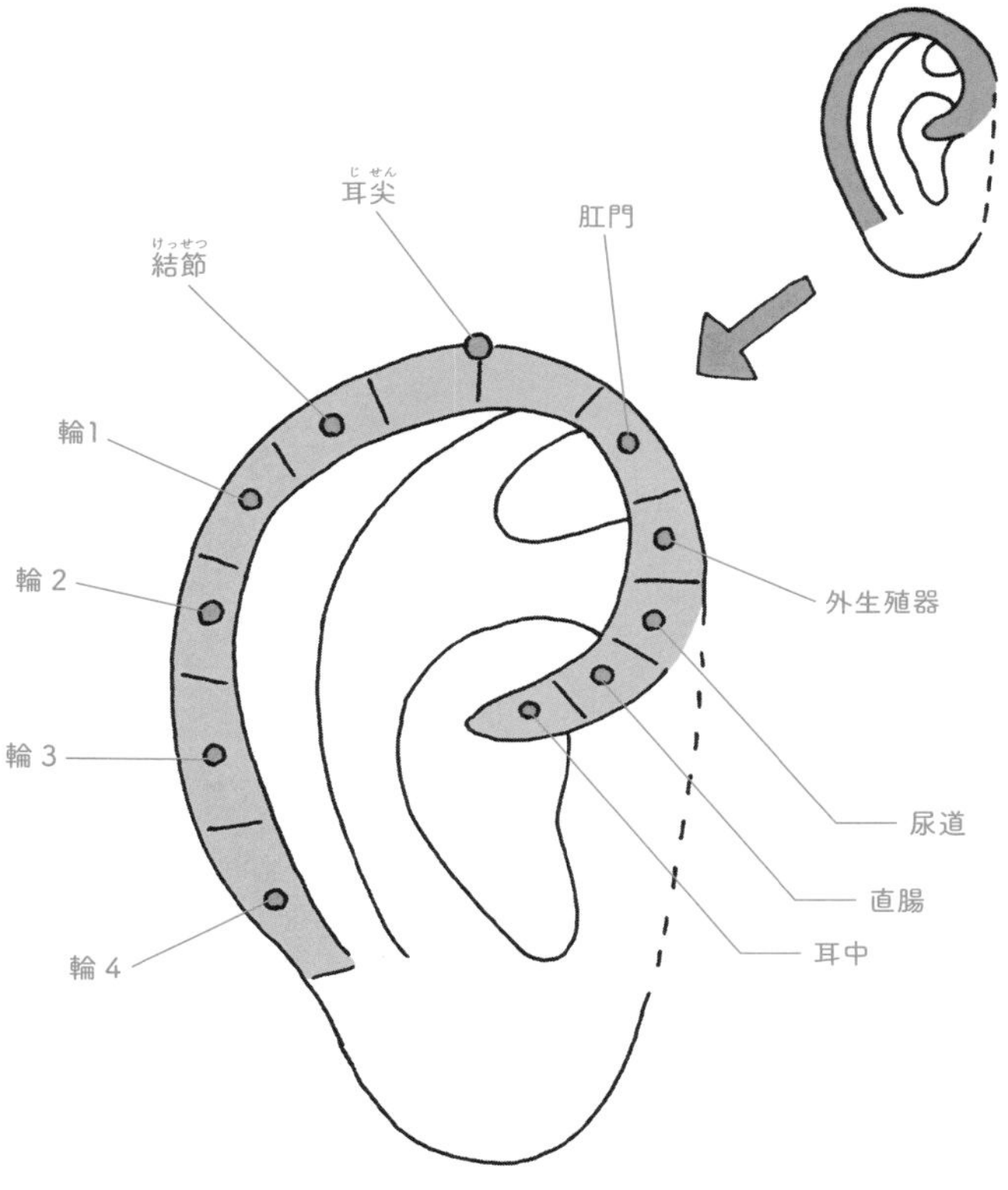

耳の一番外側の部分で、ここはデトックスの部分になり、それに相当するツボがあります。肛門・外生殖器・尿道・直腸と血圧を下げる耳尖というツボがあります。

❷耳舟《じしゅう》 腕のツボ地帯

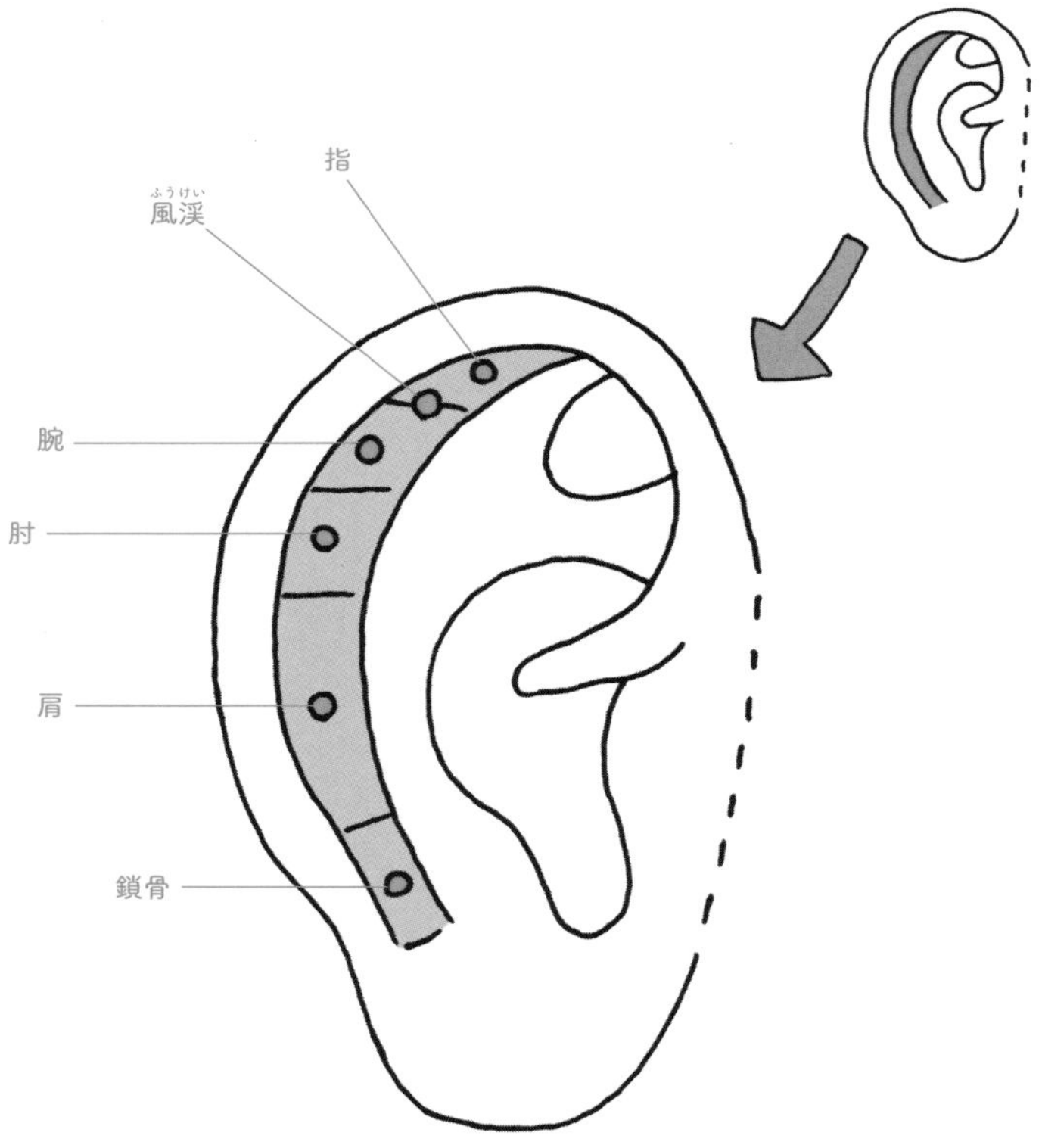

耳輪の内側のくぼんだ部分は、肩から指先までの腕の部分のツボに当たります。鎖骨・肩・肘・腕・指と風渓というアレルギーに良いツボがあります。

❸ 対耳輪《たいじりん》　身体の中心のツボ地帯

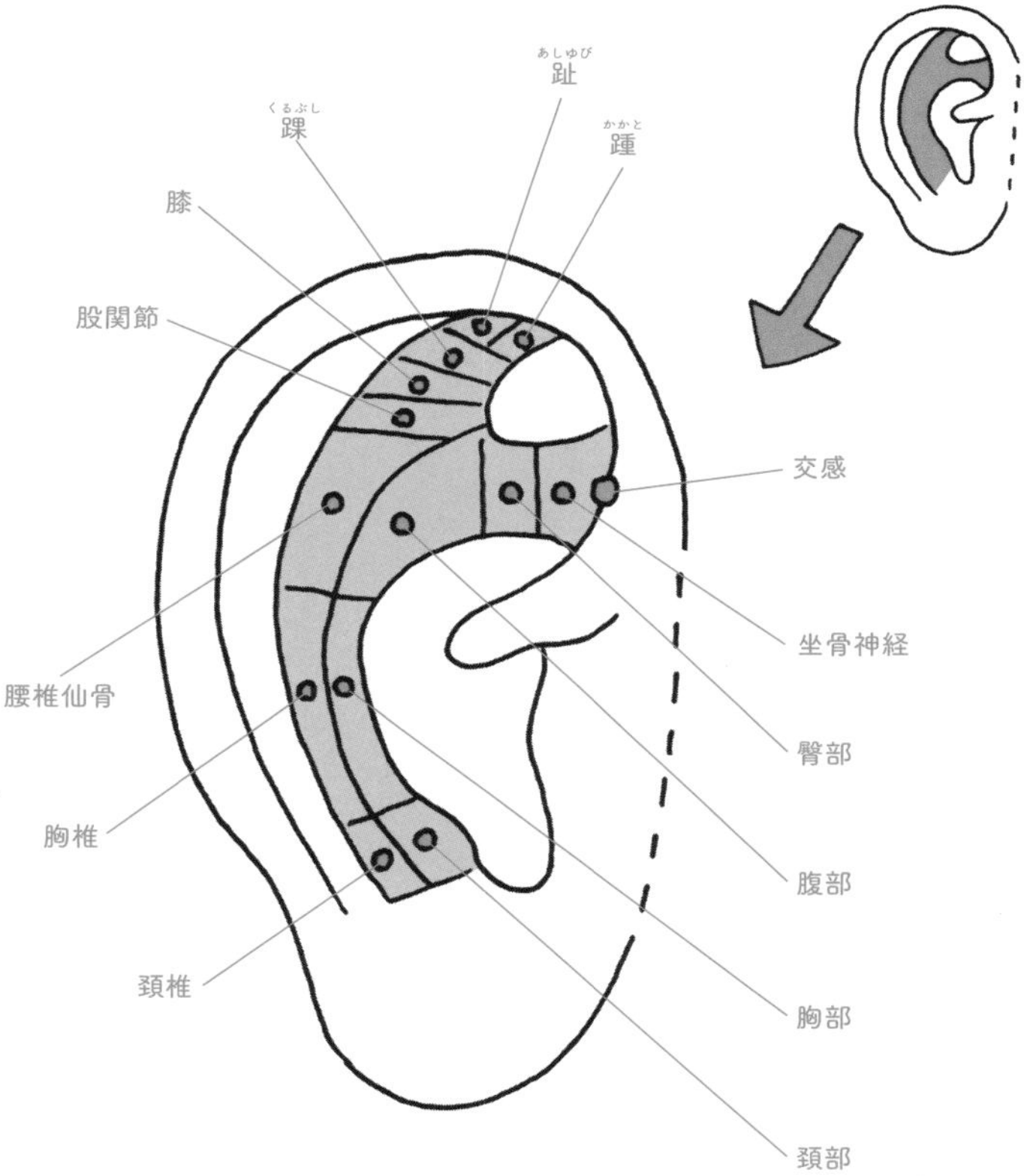

真ん中の硬い骨の部分は、身体の中心の部分になります。

首・背中・胸・腰・坐骨神経・お尻・股関節・膝・踝・踵・趾、そして交感というストレスを調整するツボがあります。

❹耳甲介《じこうかい》　内臓のツボ地帯

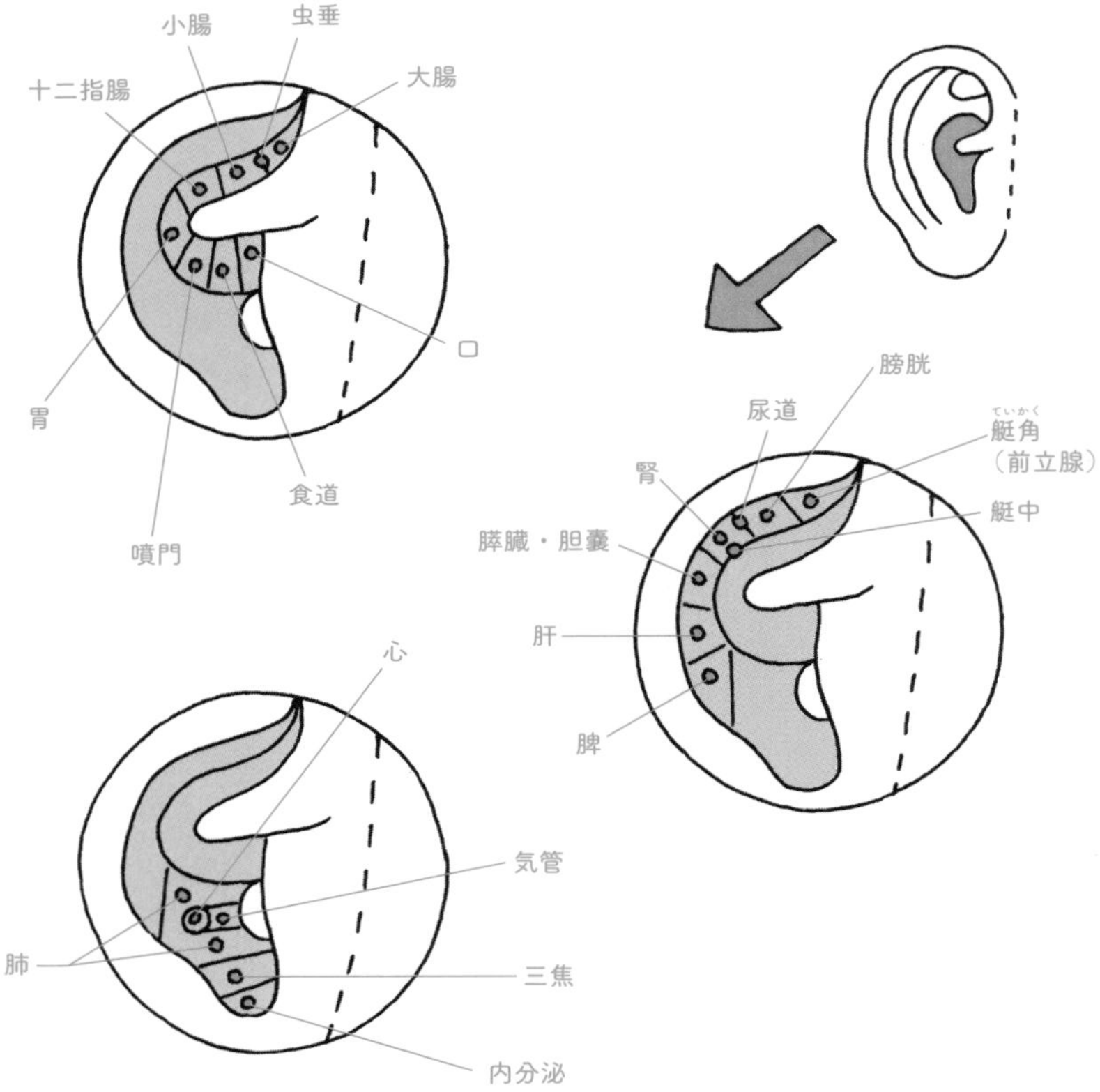

耳の穴の横の広い部分は耳甲介と言って、内臓のツボが集中しているところです。消化器系、臓器系が集まっています。消化器系のツボは、口・食道・噴門・胃・十二指腸・虫垂・小腸・大腸。ここのツボを刺激すると、便秘や消化を助けてくれます。

臓器系のツボは、肺・気管・心臓・脾《ひ》臓《ぞう》・肝臓・胆嚢・腎臓・膀胱・内分泌など生命をつかさどる大切なツボがたくさんあります。そして、三焦という水分を調整してむくみに良いツボがあります。

❺三角窩《さんかくか》　神門・子宮・血圧のツボ地帯

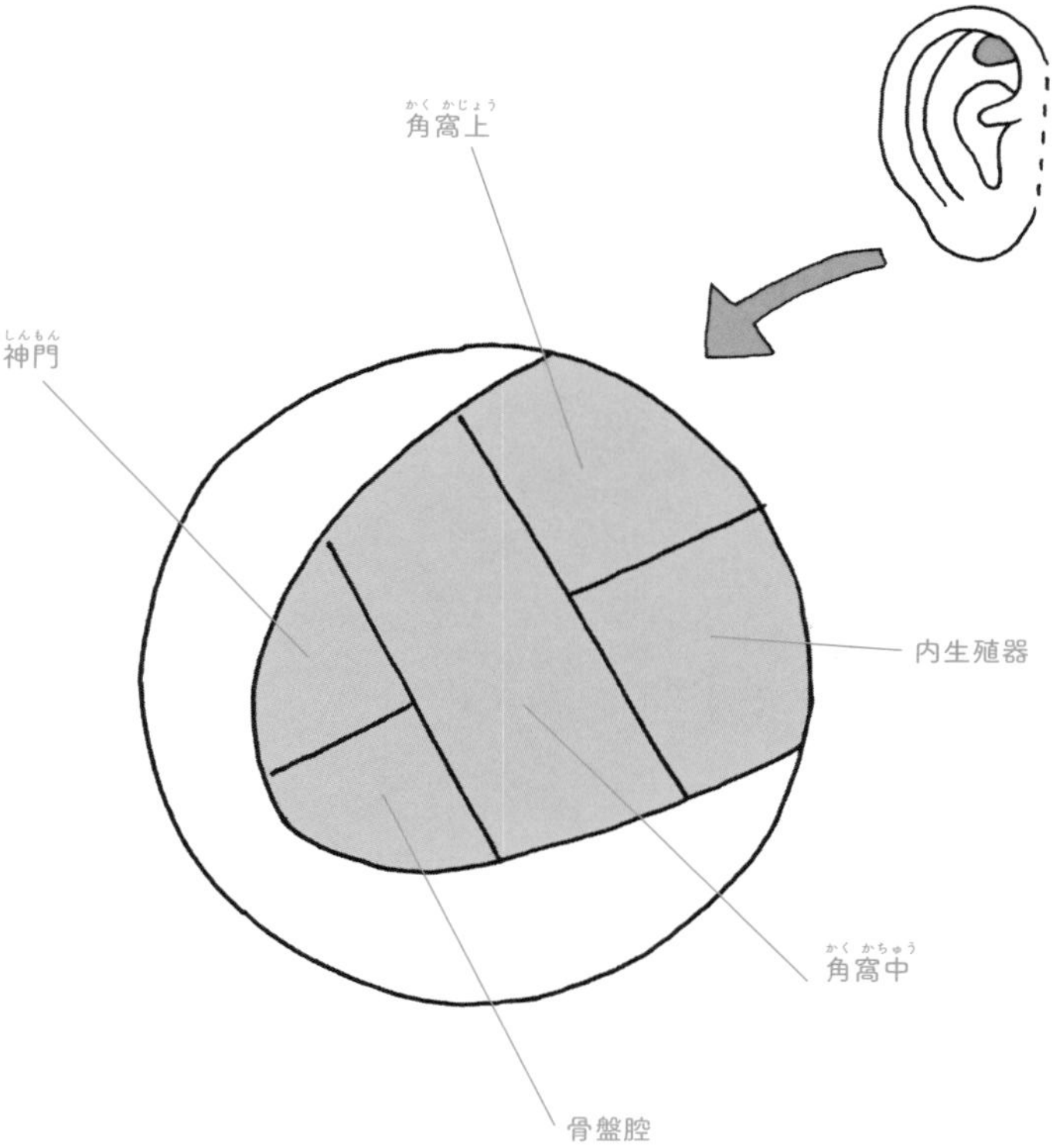

対耳輪の上のほうの、ふたつに分かれている間の部分です。耳ツボを知ってる方には有名な神門のツボがあります。その他、子宮（内生殖器）・喘息（角窩中）・血圧（角窩上）のツボなどがあります。

⑥耳珠《じじゅ》　鼻腔・副腎のツボ地帯

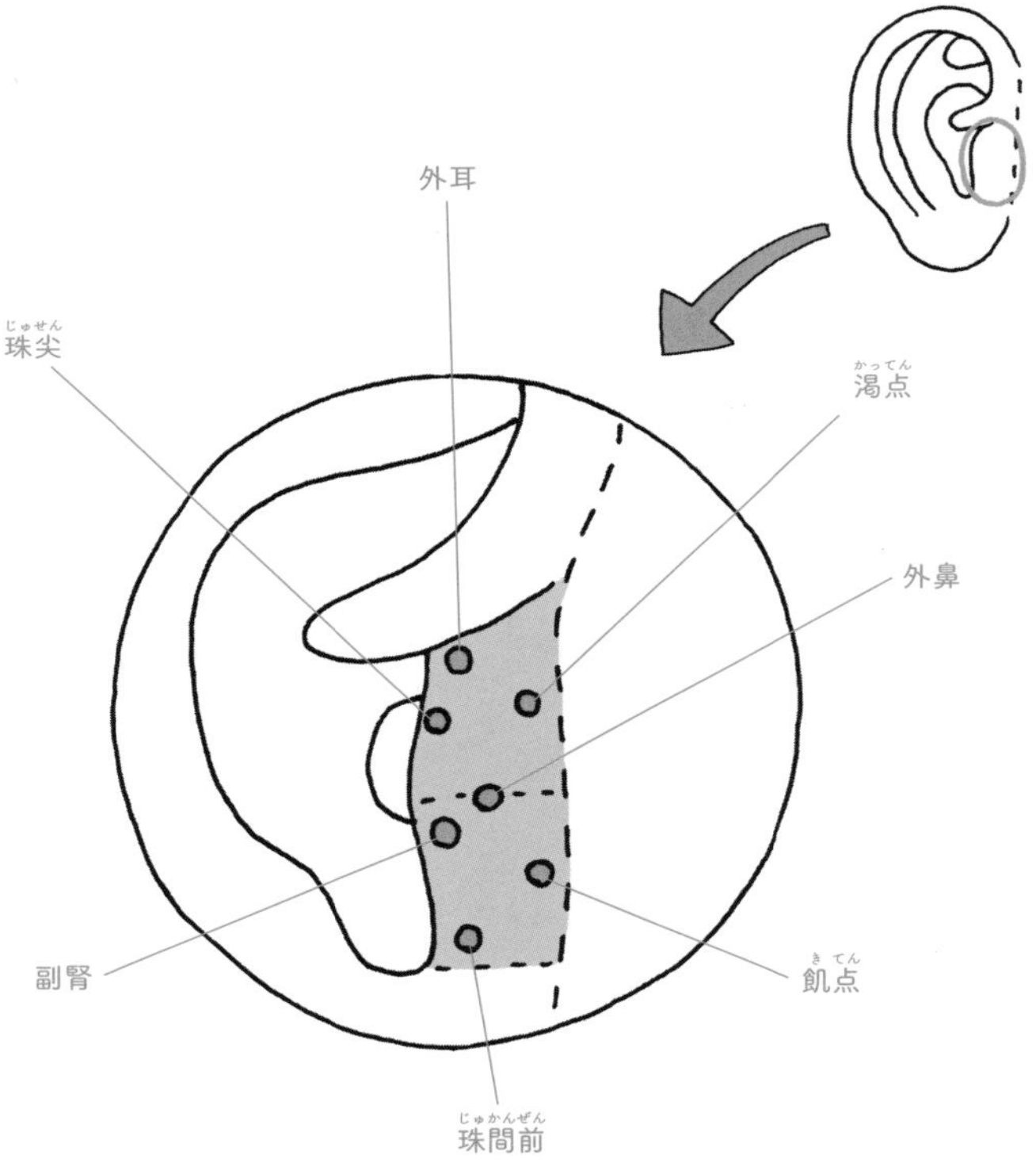

耳の穴の上にちょこっとついているところです。ここに、外鼻・外耳など、風邪に効果的なツボがあります。そして副腎と言って、ステロイドホルモンが分泌される大切なツボもあります。その手前にある、飢点・渇点というダイエットに効果的なツボも、知っておきたいところですね。

❼対珠《たいじゅ》　脳のツボ地帯

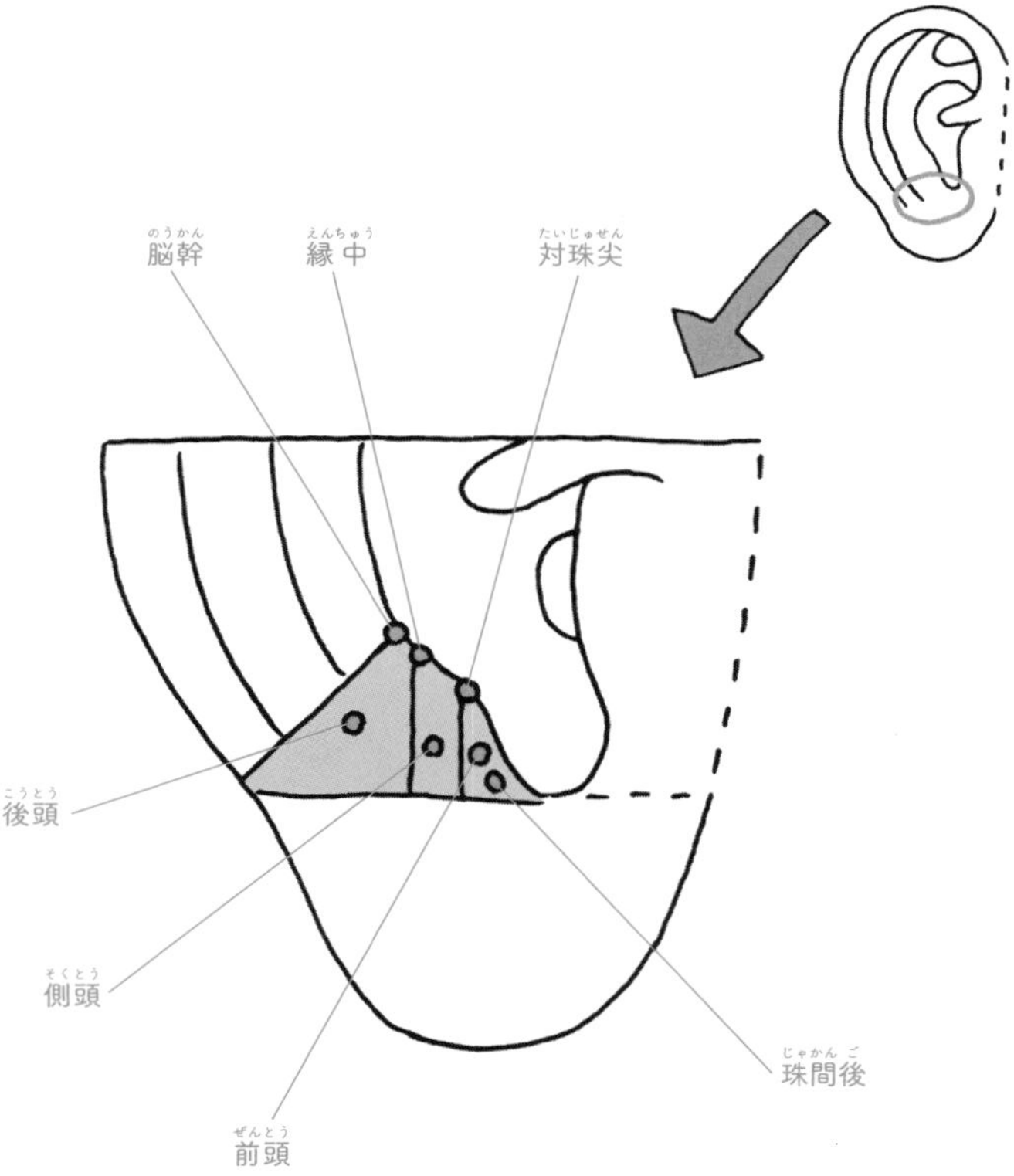

耳たぶの上のほうのぷっくりした部分が脳の部分です。前頭・側頭・後頭など、頭痛だけではなく、考える仕事の人や神経を使う方には、とても効果的なツボになります。

❽耳垂《じすい》　顔のツボ地帯

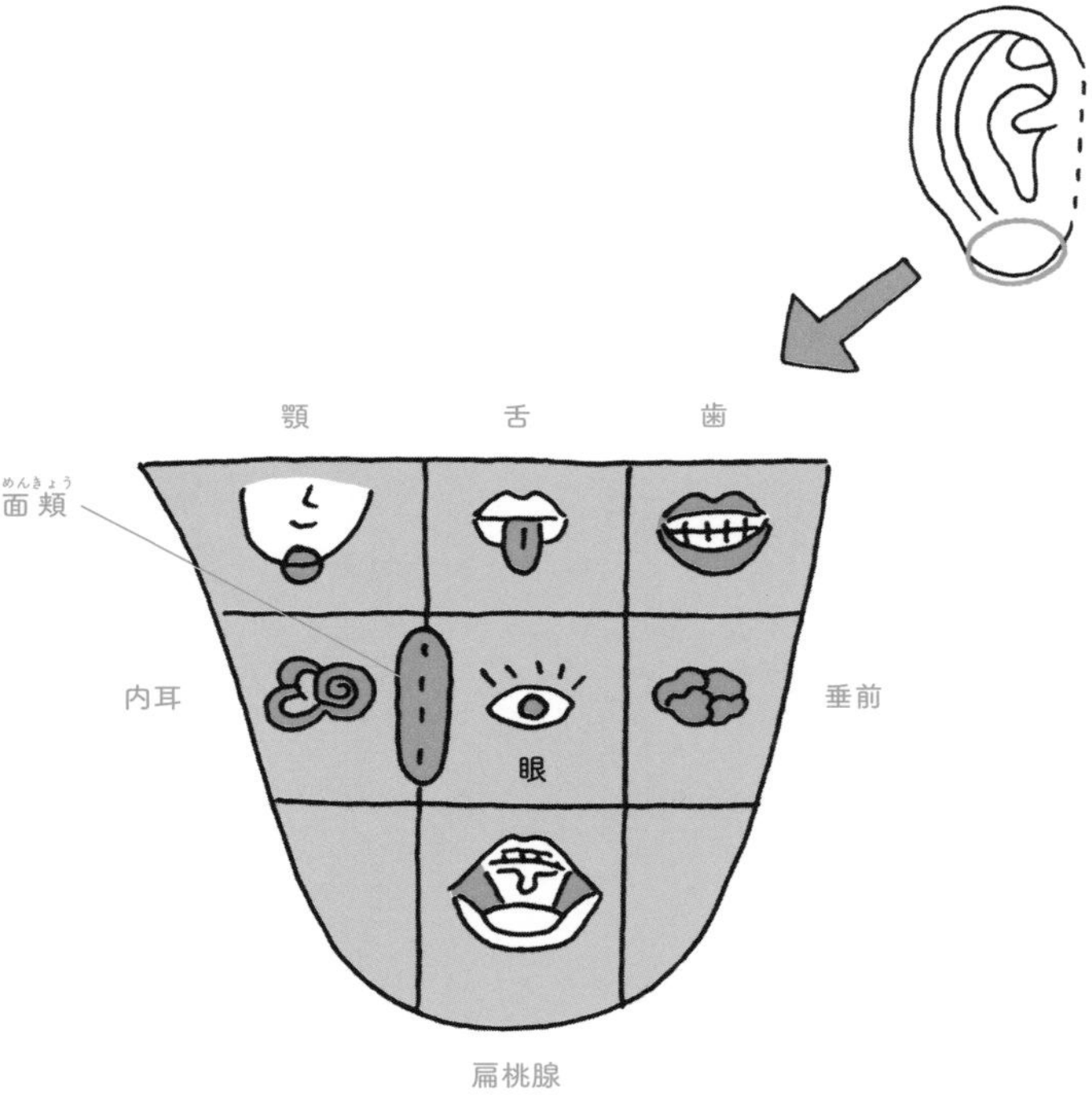

耳たぶの部分で、顔のパーツのツボ地帯です。眼・歯・舌・偏桃腺・内耳・顎、そして美肌効果のある面頬というツボがあります。

⑨耳背《じはい》・⑩耳根《じこん》　五臓のツボ地帯

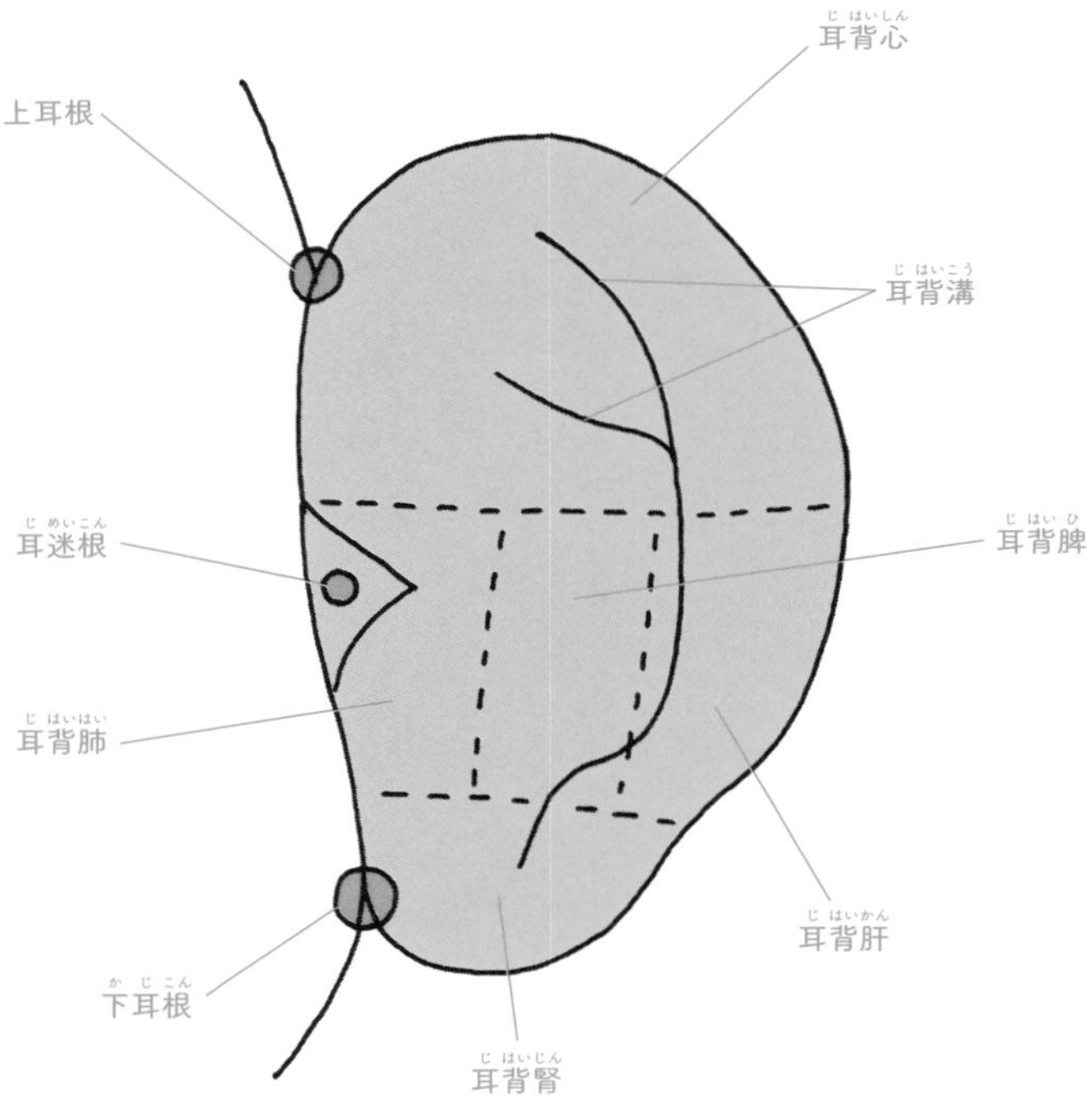

耳の後ろの部分と耳の付け根の部分です。ここには、心・肺・脾・肝・腎のツボと、血圧や神経系などの様々なツボがあります。

「耳ツボマッサージ」は、医学的にも優れた癒し手法

西本クリニック院長
西本真司

東洋医学には、西洋医学にない極意がある

私は、今年で医師となり32年目、ペインクリニック医として、痛みの治療の中に東洋的なものを組み込みたいという思いを持ってきました。その中で、耳ツボ刺激の治療を本場中国から学んだ経験を紹介しましょう。

東洋医学のアプローチは２０００年、３０００年の歴史を持ち、そのなかには大切な治療における極意があるからこそ、長い年月受け継がれてきたのだと思います。

当時、一身上の都合で入局したのが熊本大学の麻酔科でした。そして、ちょうどその熊本大学の麻酔科に、中国から研修に来ていた範先生がおられました。範先生の専門は、「耳ツボ刺激による疼痛《とうつう》治療」で、彼から多くの本場中国の治療法を学びました。

耳が胎児の形と似ている事からのゾーンセラピー的な考え方と、経絡《けいらく》との繋がりとの基礎的なことをそのときに深めたように思えます。

その後、自分でも東洋医学の奥深さを理解したうえで、東洋医学のアプローチで患者さんの完治を目指してきました。とくに、身体の異常を説明するときに東洋医学で用いられる「気《き》、血《けつ》、水《すい》」を、西洋医学としては「自律神経、ホルモン、免疫」に対応する形と仮説を立て、様々な考察をしてきました。

そのなかの「自律神経」においては、熊本大学麻酔科時代に多くの文献を読みました。そして1996年、開業してまもなく、気を解明するために心電図R－R間隔変動スペクトル解析が必要と一念発起し、加速度脈波とスペクトル解析により自律神経調節機能を検査できる機械を購入しました。以来データ解析を長年行ってきたのです。

心臓迷走神経活動の指標を確認しながら、困難な病態の謎解きをしていきたいという思いで一杯でした。

「耳かき（耳掃除）でリラックスできる」は、医学的に根拠がある

自律神経は、自分の意思ではコントロールできない無意識の世界で身体を整えてくれている神経です。

その自律神経のなかで興奮時に優位になるのが「交感神経」で、リラックスして優位になるのは「副交感神経」とも言えますし、エネルギーを使用するときに動くのが

交感神経で、エネルギーを蓄えるときに動くのが副交感神経です。

もう少し詳しく説明すると、副交感神経の代表的な神経が脳神経の10番目にあたる迷走神経であり、複雑な走行をしていて、脳神経中最大の分布領域を持ち、腹部の内臓まで分布しています。

発汗や発語、大動脈小体における血中ガス分圧の感知、そして外耳道後下壁、耳介などに知覚枝を出しています。

耳かき（耳掃除）をしてもらうことでリラックスできるのは、迷走神経刺激の関連があることは医学的にも根拠のあることと言えるでしょう。実際、耳かきをしたときの自律神経のデータを見ることで、はっきりと確認することができます。

少し専門的になりますが、自律神経の検査では、低周波成分は、「交感神経の活動力」を表しています。とくに急性ストレス、疲労困憊《こんぱい》があるとこの成分が低くなります。

高周波成分は、「副交感神経の活動慢性的精神的なストレス」を表し、不安や悩みがあるとこの成分が低くなります。

一般的にこの高周波成分が低くなる因子としては、加齢（男性は30歳から、女性は40歳から低下し始める傾向）、喫煙、肥満、高血圧、耐糖能低下、運動不足などが挙げられます。

理想的なパターンとしては、交感神経、副交感神経が両方バランス良く働いている状態で、昼間は6対4から5対5です。

その他、交感神経が優位すぎる9対1のパターン、副交感神経が優位すぎる1対9のパターン、そしてバランスが悪くはないのですが、それぞれのレベルが低すぎるパターンの4つに分けて自律神経の状態を評価しています。

初めて、この耳かき手技、耳ツボマッサージを受けたときに、とても良好な結果が出ました。実際の測定は3分間自然呼吸で、手の指先の脈波から測定します。

測定には、紀州東洋医学研究所のホリスティック鍼灸師である、岩本健祐《いわもとけんすけ》先生にもご協力いただき、素晴らしい自律神経のデータが得られました。

自律神経の簡易タイプの測定データと、当院の自律神経データも、ほぼ同じ傾向を示していました。医学的なデータを取りながら、リアルタイムで自らの耳の外耳道内の映像を見ながら行うことで、より深い納得のいく癒しの時間が得られました。

岩本健祐先生の生データで少し解説しましょう。まず、心拍動の揺らぎ（数値が低いと注意が必要）を示すＳＤＮＮは、39歳での予測値は36・９ｍｓで、施術前は28・３ｍｓの「要注意」のデータだったのが、施術後は66・１ｍｓまで上昇しています。このことは、男性の平均のデータからすると、「80代から10代に若返った！」ことになります。

副交感神経を示す高周波成分は、施術前の２００ｍｓ2が、施術後は３６１ｍｓ２まで上昇しています。心拍数の平均値も、64から52に低下しているので、リラックス状態になったことがはっきりしています。

驚いたのは、全体の自律神経の調節能力を示すTP値が、施術前には489ms2だったものが、施術後は3403ms2まで上昇しています。バランス的に交感神経優位になっているように見えますが、「気持ち良くリラックスしているけれど、元気に復活した！」という素晴らしい変動と見ていいと思います。

つまり、耳かき（耳掃除）と耳のマッサージをすることで、心拍数が安定し、バランスのいい状態で交感神経が優位になったと言えます。

ストレスに効く耳への刺激

東洋医学において、耳は「腎《じん》」に対応しています。五行の構成要素は木火土金水で、それに対応する五臓が、肝臓、心臓、脾臓《ひぞう》、肺臓、腎臓、六腑が、胆嚢、小腸、胃、大腸、膀胱、心包となります。

心包に対応するのが、三焦《さんしょう》となります。その三焦は、上焦が心、肺、中焦が肝、脾、そして下焦が腎とも言われています。膀胱経の経絡は、見事に脊柱の横にある交感神経節を含めた神経線維の位置とほぼ一致しています。

腎を痛める感情が、恐怖、驚きですから、新型コロナウイルス感染症のテレビやマスコミの情報は、高齢者の方や基礎疾患がある方の恐怖の感情を煽る形にもなるので、腎にも影響が出るのでは、ということにもなります。

東洋医学の腎には、西洋医学で言う副腎も含まれていると考えるとより分かりやすいと思います。同じく東洋医学の脾臓は、西洋医学の膵臓のことも表していると考えたほうが良いでしょう。

腎は、方位では北を表して、季節は冬、寒さ、色は黒に対応します。腎を元気づける食べものは、大豆、栗、豚肉などで、立ち仕事をしすぎると、腎、骨が影響を受けます。

さらに解剖学が進み、自律神経の存在も細かいことがはっきりと分かってきたのはここ最近ですが、経絡の点で、膀胱経が見事に自律神経と繋がっていることに感動を覚えます。

腎は、東洋医学の陰陽の理論では、陰中の陰ですが、陽中の陽が心で、水と火の関係になり、火があまりに燃え広がりすぎたときに水で消すことができます。

このように、精神的ストレスが溜まりすぎたときに、耳の迷走神経のリラックス刺激は、落ち着きを取り戻し、バランスが取れることにも繋がるので、積極的に耳ツボマッサージをされることをおすすめします。

第1章

「耳のマッサージ」と「耳掃除」は、なぜ効果があるのか？

耳は身体の縮図として太古より治療に用いられてきた

耳はとても不思議な器官です。

巻頭の「耳ツボ大地図帖」で説明したように、全身に繋がる200以上のツボがあり、耳介《じかい》を単にひとつの臓器ではなく、身体の縮図であると考えることができます。

全身の器官、皮膚などは経絡を通じて耳介と密接に連携しており、その形は、胎児がお母さんのお腹の中にいる形に投影されているのです！

耳ツボ療法は古くから東洋医学で行われていたようです。その歴史は古く、中国で編纂された最古の医学書『皇帝内径《こうていだいけい》』に「耳鍼法《じしん》」として記されています。

一方、西洋では、ヒポクラテスも耳を使って治療していたようで、ルーツについては意見が分かれるのですが、学術的に西洋医学に取り入れたのが、なんとフランス人なんですね！　耳ツボ業界では、かなり有名なポール・ノジェ博士です。このポール・ノジェ博士なしでは、耳ツボは語れません。

ポール・ノジェ博士は、リヨンで開業していたときに、患者さん達の耳に火傷の跡があるのを見て、不思議に思ったそうです。そこで、どうしたのかと聞いてみると、リヨンの古くから伝わる民間療法について、「耳を焼くと腰痛が治るんです」と患者さんが話したのがきっかけで、興味を持ち、耳の研究が始まりました。

そして、１９５６年に「耳は胎児の形で人体を投影している」と学会で発表し、体系化したのです。

耳介療法（耳ツボ療法）は、アメリカやヨーロッパではオリキュロメディソンと呼ばれていました。

メディソン＝医療なので、それだと、医師しか扱えないため、オリキュロセラピーとして、広まっていきました。

その後中国では少し遅れを取って、耳鍼療法として1958年に体系化されました。

東洋医学でも西洋医学でも耳ツボ療法は体系化されているのです。そしてWHO（世界保健機構）でも、耳ツボは350の病症に対し有効的だと認定されています。

施術方法は、色々あり、耳圧法、磁気法、温灸法、摩擦法、埋針法、敷薬法、電針法、レーダー法、最近では遠赤を使ったり、微電流を流す方法も行われています。

全身のツボに働きかける耳のマッサージ

耳ツボ療法は、耳介に存在するツボを刺激する治療法です。全身の経穴が集中している耳への刺激を行い、身体の不調の改善を目的とする療法です。反射療法（リフレクソロジー）とも呼びます。

本書で紹介する耳のマッサージ（耳たぶリフレ）では、とくに耳圧法、摩擦法などを使い、さらにリンパ液を流すことで、より効果的に簡単にできるように考えられています。不調な臓器、器官、細胞組織へ働きかけ、自然治癒力を導きだし、緩和していきます。その方法は触診はもとより、経穴器具を使えば身体の不調などの情報を数値で確認することも可能です。

ところで、ツボには、全身に２００以上あると言われる常用穴と身体の不調によって表れる潜在穴があります

私は、今まで1万人以上の方の耳を見たり触ったりしていますが、不調な所には何らかの反応があったりします。

例えば、硬かったり、赤味があったり、腫れていたり。

そして、そこを触ったり押したりすると、痛く感じる場合があります。

肩こりや腰痛などの痛みだけではなく、ストレスや自律神経などの精神的な不調も耳に表れてきます。

耳は健康のバロメーターなので、ご自分でも触ってみてください。痛く感じたり、硬く感じたりしていませんか？

耳かき（耳掃除）で迷走神経を刺激している！

今まで、耳の外側のお話しをしてきましたが、今度は耳の中のお話しをしましょう。

耳の中には、迷走神経という神経があります。

迷走神経とは27、44ページでも説明したとおり、副交感神経の代表的な神経です。

副交感神経が優位になるときはリラックスしている状態なので、耳かきや綿棒で迷走神経を刺激するということは、リラックスさせることでもあるわけです。

耳かきが好きな人は、ついやってしまうと言いますが、自然にリラックスするためにやってしまうのもうなずけますね。

お子さんなども、耳掃除をしてあげると、眠ってしまう子も多いですね。

私が主宰するＪＥＢジャパンイヤービューティ協会では、ＹｏｕＴｕｂｅで耳掃除の動画をアップしているのですが、それを見て寝落ちしてしまうと言われる方も多くいらっしゃいます。動画を見ながら疑似体験をしているのかもしれません。

では、耳の中の構造について説明しましょう。次ページの図のように、顔の横についている耳は「耳介」と言い、音を集める役割をしています。

そして、耳介の中にある耳の穴から、鼓膜までを外耳道と言います。その外耳道には、アポクリン腺があります。アポクリン腺は、脇の下やおっぱいと同じ、迷走神経が繋がっています。耳かきで刺激される事によって、くすぐったく感じたり、気持ち

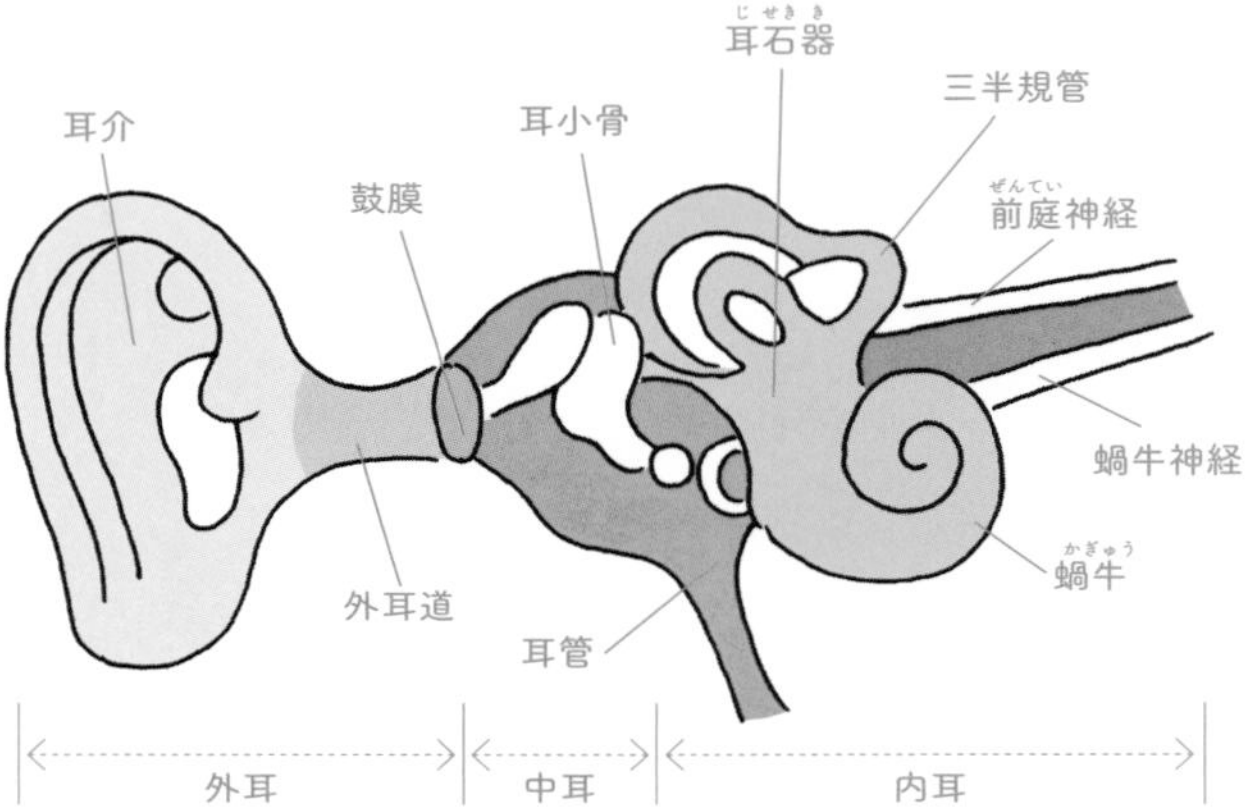

良くなったりします。

眠るときは副交感神経が優位になるときですから、耳かきは休息モードに身体を導くことでもあるのです。このことは、脳波の検査でも実証することができました。大学病院では耳のマッサージをする前と、した後で脳波の検査を比較したところ、耳のマッサージをした後では、血圧は下がり、脈拍も落ち着き、α波が出るというものでした。

また、41ページのグラフは、耳のマッサージと耳掃除を施す前と施した後で自律神経のバランスがどう変わるかを比較したものです。検査結果より、疲労科学研究所の疲労ストレス計でストレス

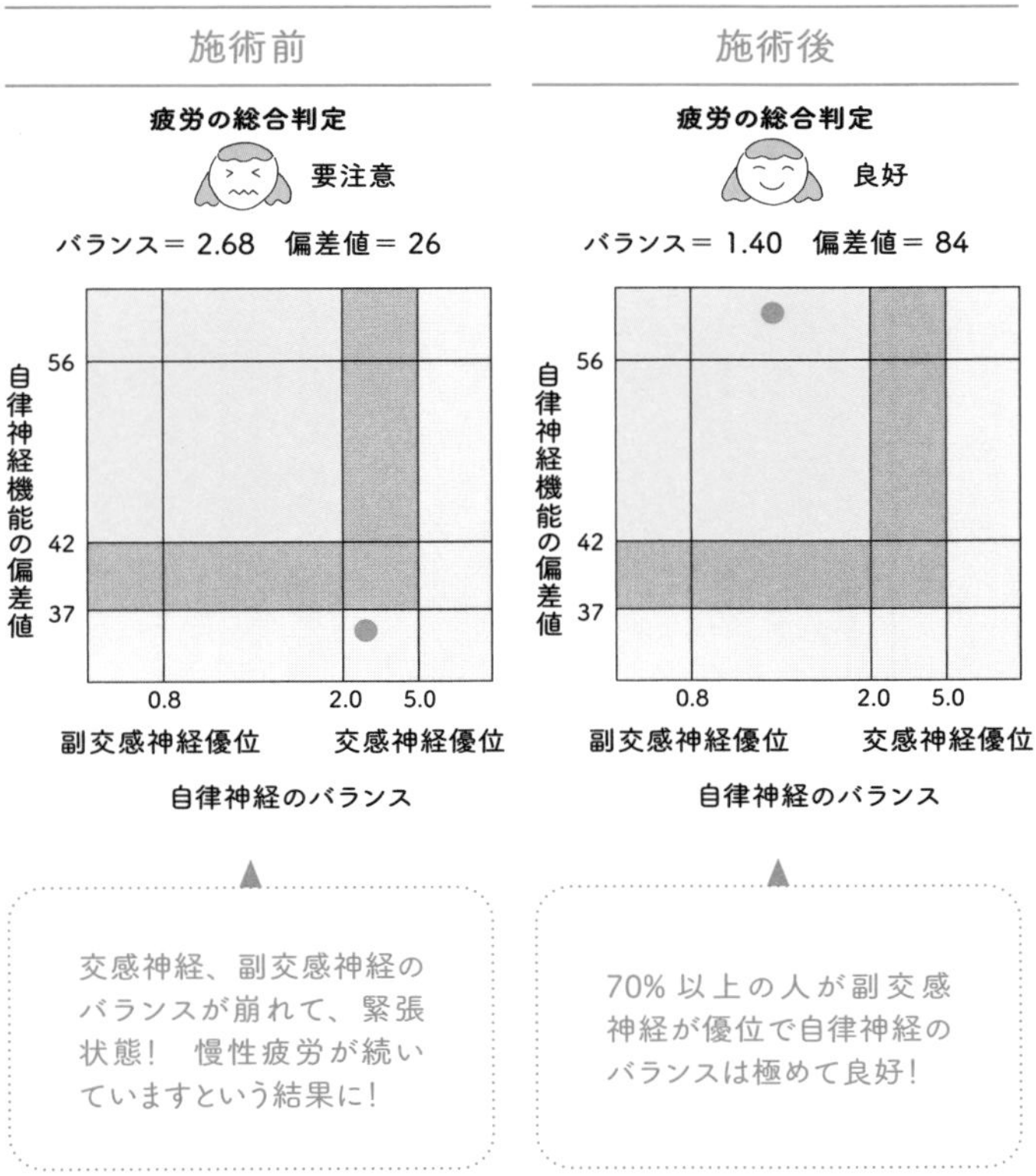

200人の被験者で、村田製作所製の「疲労ストレス計」を使って、耳のマッサージを施術する前と後で交感神経と副交感神経がどのように変化するかを調べた実験結果。

データ提供：疲労科学研究所

が緩和されたという結果が出ています。

耳かきが気持ち良いのは、自律神経を整えるから

ここで少し、私たちの身体の神経のことを知るために、神経の働きについて説明したいと思います。

神経系の分類

まず、神経系の分類についておおまかに解説しておきましょう。

神経系は、脳や脊髄の中枢神経系と、そこから全身の各部分に隅々に伸びる末梢神

神経系の分類

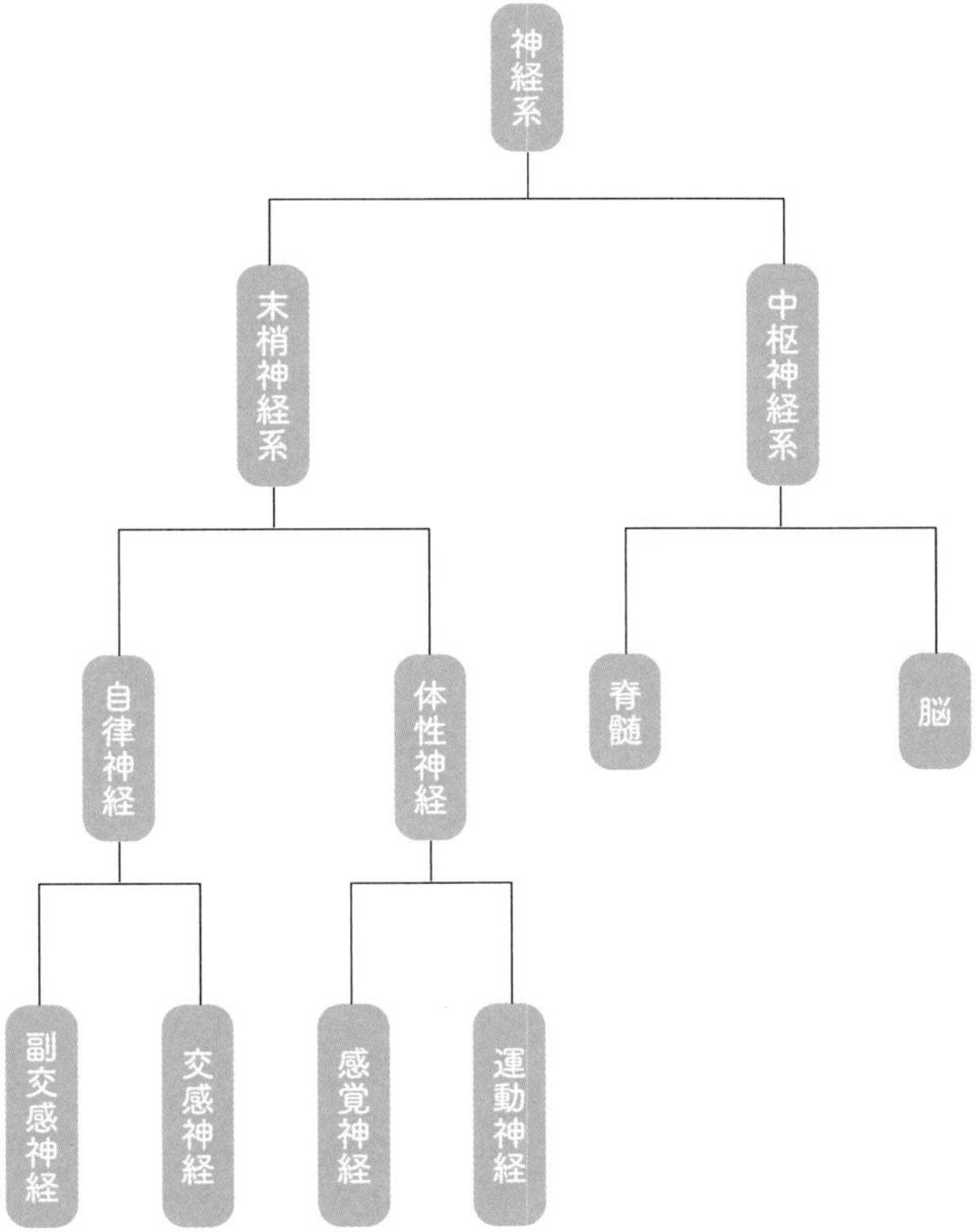

経系に分類されます。中枢神経は、末梢神経から届けられる情報を受け取り、どのように対応するかを判断し、指令を出す、私たちの身体の司令塔的な役割を果たしています。

末梢神経は、脳からは12対の脳神経が、脊髄からは31対の脊髄神経が全身に伸びて、知覚や運動を支配しています。

そして、脳神経の一つに迷走神経があります。脳神経は、ほとんどが頭部から肩を中心に支配しているのですが、迷走神経だけがお腹まで達しています。迷走神経は、外耳道にもあります。

余談ですが、耳かきをすると、私は直ぐに腸がギュルギュル鳴るんです。

それも、迷走神経の仕業だったんです。

最近、鍼灸師の先生にも耳のマッサージを受けていただいたときに、腸が動いたと、びっくり！「鳥肌が立った」と言っていました。

自律神経の働き

末梢神経は、その働きによって体性神経と自律神経とに分けられます。体性神経とは、身体の働きに関わる神経で、感覚神経と運動神経の2種類があります。

感覚神経は、見たり、聞いたり、触れたり、嗅いだり、味わったりした情報を脳に伝え、運動神経は筋肉を動かすなど、脳から出る動作の指令を伝えます。

そして、ここからが耳と関係のある自律神経です。

自律神経の中に「交感神経」と「副交感神経」があります。

交感神経というのは、朝起きてから、さあ学校に行くぞ！　仕事するぞ！　お掃除するぞ！　など元気なときに働きます。

私達の体を活性化させる「アクセル役」の神経なんですね。

そして、家に帰って来て、お風呂に入ったり、ベッドに入ってホッとするときは、副交感神経が優位になっています。身体をリラックスさせる「ブレーキ役」なんですね。

交感神経と副交感神経は、私たちの意志に関係なく勝手に入れ替わります。

生命維持機能を保つために働いてくれているんです。

でも、赤ちゃんを育てるお母さんなどは、3時間おきにおっぱいをあげたり、泣いたらすぐ起きなくてはいけなかったりして、常に交感神経が優位になっています。

また看護婦さんなど、夜勤で睡眠の時間が定期的ではなかったり、仕事で常に携帯電話が鳴ったりして、仕事に追われている方なども、交感神経が優位になり続けています。

ですから、副交感神経と交感神経のバランスが乱れると、自律神経失調症などの症状が出ることがあります。

体の不調時には自律神経を整えよう、ということは皆さんよく耳にすることだと思います。

その自律神経を構成している副交感神経は、ほとんど迷走神経のことを指していると言えます。

生理学的には、副交感神経は体の重要な神経であるので、耳を刺激することは、副交感神経を優位にして自律神経の調節をしてあげることでもあるのです。

その他に、迷走神経が司るのは、舌の知覚や動作、口・顎《あご》の動作、喉や声帯の動作、心臓の心拍、胃腸の蠕動《ぜんどう》運動、発汗作用など。

ですから、耳かきをして、咳をする方が結構いるのですが、それは、迷走神経の反射と言えます。

緊張で交感神経の働きが高まっているときに、耳かきで副交感神経を刺激してリラックスすることで、心拍数が落ち着いたり、緊張の汗が引いたり、といったことにつながっているのです。

フィギュアスケートの選手で、滑る前に耳を触って、落ち着かせる選手もいると聞きます。

また、食事をした後、眠くなったりするのも、交感神経よりも、副交感神経のほうが優位になり、リラックスモードになり、眠くなるのです。

眠れないときや、イライラしたときは、耳かきをするのがとてもいいのです。

スマホやパソコンなどの使いすぎは、常に脳を緊張状態にさらしています。とくに、寝る前にスマホなどを見ながら、寝落ちしている方も多いのではないでしょうか。

スマホを見ながら寝ても、脳は興奮状態から静まるまで1時間はかかります。ということは、本当に良い睡眠が取れていないということです。


耳という器官は、聞くという役割のほかにも、身体の縮図とも言えるツボが密集している場所であり、耳の中には、迷走神経が通っており、耳かきは迷走神経刺激となるということがお分かりいただけたでしょうか?

リンパ液の流れを良くして、リフトアップ効果も！

耳のマッサージは、リンパ刺激にもつながります。

よく「リンパ（液）の流れを良くする」と言いますが、そもそもリンパとは何でしょうか。

リンパ液は、老廃物の排出や細菌を退治してくれる大切な体液のことで、身体中に張り巡らされたリンパ管の中を流れています。

筋肉や内臓の動きによって調節されているのですが、運動不足になると、すぐに滞ってしまいます。

顔を例に挙げると、話しをしたり、あくびをしたり、笑ったりすることで顔筋が動き、リンパ液が流れるのですが、最近はパソコンやスマホを無表情で凝視していることが多いため、リンパ液を滞らせてしまいます。

ではリンパ液が滞ると、身体にどんな影響が出るのでしょうか？　むくみや肩こり、疲労、免疫力の低下など、身体に様々な悪影響を与えてしまいます。仕事の後や朝、あなたの顔はむくんでいませんか？

耳のまわりには、耳介前リンパ節、耳介後リンパ節と耳下腺リンパ節があります（左図参照）。リンパ節とは、リンパ管の途中にあって、リンパ液によって回収されたごみをろ過するところです。ですから、耳を触るだけで、顔のリンパ液の流れと血行が良くなり、目がぱっちりするのです。しかも、即効性があるのです。

よく私は、お客様にまず半分だけの施術をします。そのほうが分かりやすいからです。

すると、眉、目尻、頬の高さ、ほうれい線、口角、顎のラインなど、どこかしら持ち上がり、左右差が明らかに分かります。

お客様からすると顔が歪んだ感じになるので、びっくりされて「反対側もマッサー

耳のまわりの３つのリンパ節

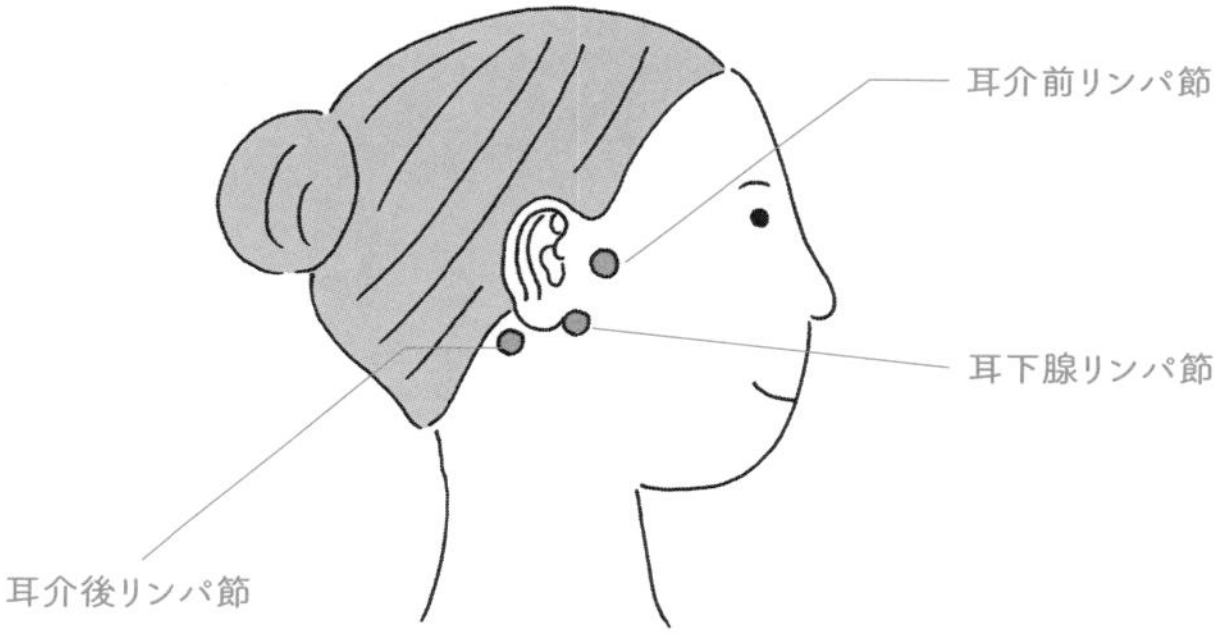

ジしてください」と慌てておっしゃる方も多くいらっしゃいます。

全体のマッサージが終わり、血行が良く、引き上がった自分の顔を見たお客様は、気になる部分が改善されたと、一層晴れ晴れとした表情になっていきます。

私が代表理事を務める、一般社団法人ＪＥＢジャパンイヤービューティ協会は、主にイヤーエステティシャンやイヤーセラピストを育成しています。

それを教える認定講師は、耳かきで耳の中のマッサージをするだけでも、顔が上がるので、「こんなに上がったよ」と鏡で確認いただいています。目で見ても分かるので、説明しなくても一目瞭然です。

ただ、注意点は、10代や20代の若い人はそもそも顔が下がっていないので、あまり変わりません。要するに、下がってしまった顔を元に戻すということなのです。

耳のツボ刺激は、自分の身体を正常な状態に戻してくれます。40歳以上の方で、最近顔が疲れて見えるなどと人から言われたのであれば、耳のマッサージをぜひ試してください。

耳ケアが離れた心を近づける

子どもの頃、お母さんに膝枕で耳掃除をしてもらった経験のある方も多いのではないでしょうか？

子どもの頃に気持ちのいい耳掃除をしてもらうと、お母さんの耳掃除は気持ちがいいと脳にインプットされます。

そのお子さんが思春期になって反抗期のときでも、お母さんに耳掃除だけはしてもらいたいようです。

そしてその時間は、大切なコミュニケーションの時間になります。

かつて、私の息子が自律神経を患って、仕事を8か月間休んだことがあります。

心療内科に連れて行ったり、睡眠療法に行ったり、鍼灸に行ったりと色々な方法を試してみましたが、一向に症状は改善しませんでした。

その時、母である私に何ができるかと考えたとき、眠れないという息子の枕元で、耳をマッサージしてあげると、不思議にスーッと寝息が聞こえてきました。

眠っている息子の顔を見ながら、私には家族のケアをしてあげられる武器があるのだ、と実感したのです。

耳のマッサージは、自分でも行うことができますが、お子さんやパートナーにしてあげることで、無言のコミュニケーションツールとなるのです。

イヤーエステティシャンやイヤーセラピスト向けに講座を開催したあとは、皆さん、家に帰って家族の耳で練習をされます。

旦那様やお子さんの耳を借りてすると、こんな感想をよく聞きます。

「旦那と冷戦中で、3か月口をきいていなかったのですが、耳かきのレッスンをしないといけないので、仕方なく主人の耳を練習台にしたんです。そしたら嬉しそうにしてくれて、話すようになりました」

「受験生の息子は、普段ピリピリして口もきかないのに、耳掃除だけは反抗せずにさせてくれます」

耳かきは、まさに家族のコミュニケーションツールなのです。

パソコンやスマホの普及で便利になった反面、スピードが求められ、余裕がなくなり、現代人の疲れは、肉体疲労よりも精神疲労がとても多くなりました。

個々にスマホを持っていると、家族間で話しをすることが少なくなったり、一緒にテレビなどを見て家族団欒で過ごす時間も減ってきています。

そして、スマホ首、肩こり、睡眠負債、眼精疲労、耳鳴り、自律神経失調症やうつなどの現代病が、若い人でも多く見られます。

それらを緩和、予防するのが耳のマッサージと耳掃除と言えるでしょう。

耳を究極のリラックスと、大切な人とのコミュニケーションに役立ててください。

Column

耳のマッサージで効果を実感！

セラピストによる施術を受けられたお客様の声を紹介します。

耳鳴りが取れた！

施術を受けてくださったお客様が再度来院して、

「前回の施術の後、病院に行っても治らなかった耳鳴りがなくなったんです！　次の日から耳鳴りがないんです！　本当にありがとうございます」

と、嬉しい言葉をいただきました。

やはり耳のマッサージってすごいなーと改めて思いました！

見た目も若々しくなった!

施術を受けられた女医さんが、

「家に帰ると、母に整形したの? 頬の位置が上がって全然違うわ! と言われました。今度は母もお願いします」

とおっしゃいました。

医療関係者なので、耳のマッサージが伝わらないのではと、正直不安でしたが、これで自信がつきました!

顔面麻痺が取れた!

サロンで、耳掃除が目的で初めてご来店いただいたお客様です。

お顔を見ると右半分がピクピク……。伺うと顔面麻痺で、3か月に1回注射を打ちに行っているとのこと。

サロンでは、耳掃除をして、その後、耳のマッサージをします。耳掃除のときは、実はまだピクピクされていたお顔。マッサージが終わったときには、なんとピクピクが止まっていたのです。

これにはご本人もびっくり。「耳掃除をしに来て、顔面麻痺が止まるなんて」と、大変喜んでいただきました。

私達は、医師ではないので、耳鳴りや顔面麻痺が治るなどとは一切宣伝もしておりません。思いがけない効果に、お客様にも喜んでいただけています。

第2章

「耳のマッサージ体操」のやり方

5つの基本体操をやってみよう！

第2章では、セルフケアできる具体的な方法を5つのポイントにしぼって紹介しましょう。やり方は簡単！　道具もいりません。次ページからの①〜⑤の手順に沿って、耳のマッサージをしましょう。とくに不調や気になる箇所がある場合は、14ページからの「耳ツボ大地図帖」でツボの位置を確かめながら、重点的に押すのもおすすめです。

座ったまま、ちょっとした時間にいつでもできるのが耳のマッサージ体操のいいところ！　テレビを見ながら、お仕事の休憩タイムに、毎日何回でも気軽にやってみてくださいね。

1

耳の下のリンパ液を流す（老廃物を流す）

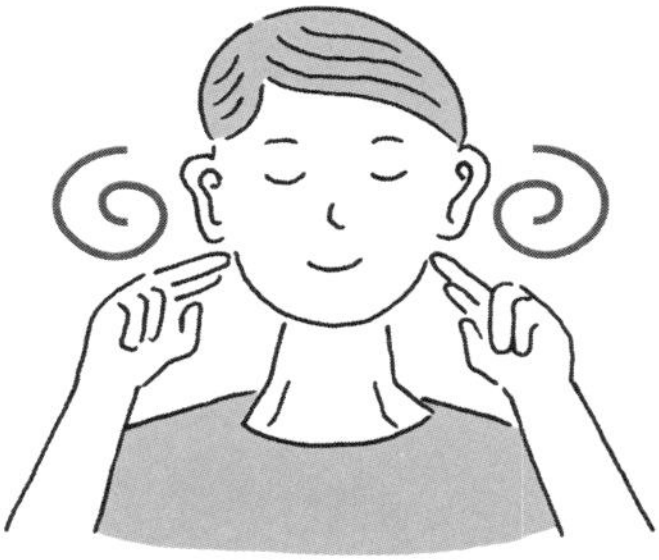

❶耳たぶの下に中指を置き、ゆっくりクリクリと揉むように回します。

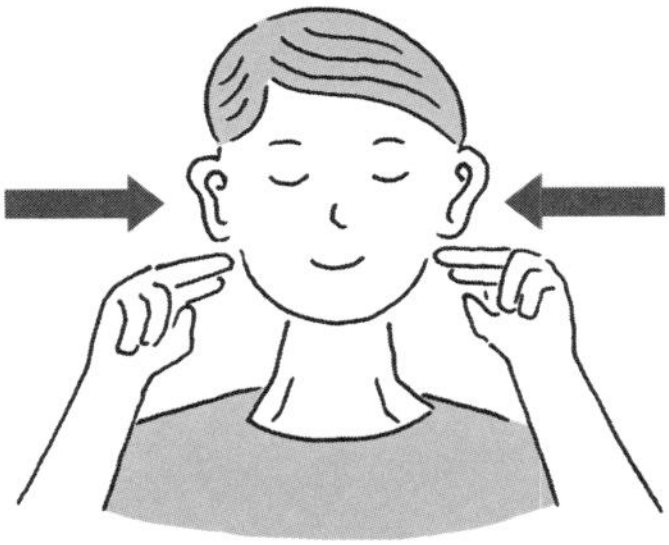

❷耳たぶの下（耳下腺）をキューっと3秒くらい押します（痛気持ちいいくらいの力で）。

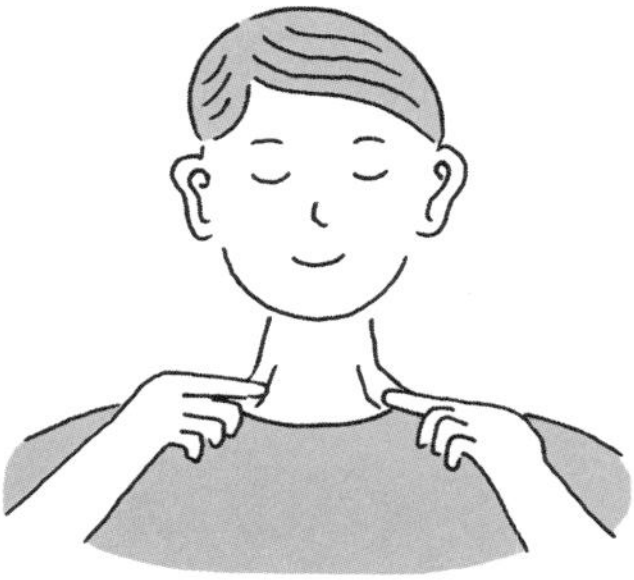

❸その指で耳下腺から鎖骨に向かって首のリンパを流します（3回繰り返す）。

2

体の中にエネルギーを通す

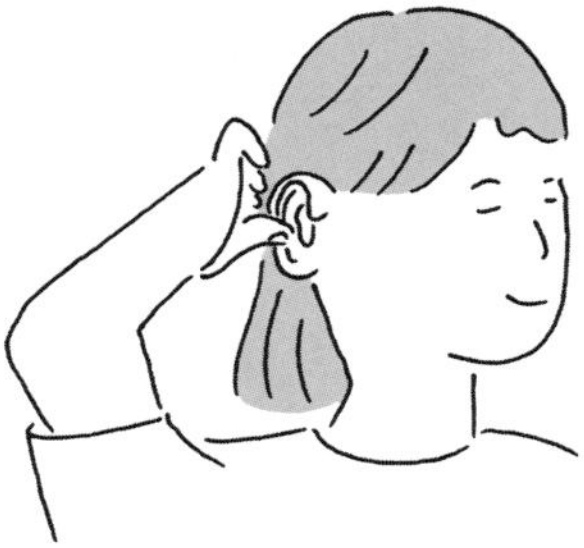

❶耳たぶの少し上の硬いところ（対耳輪、17ページ参照）を、親指が前になるように当てて、耳裏には人差し指を当てます。

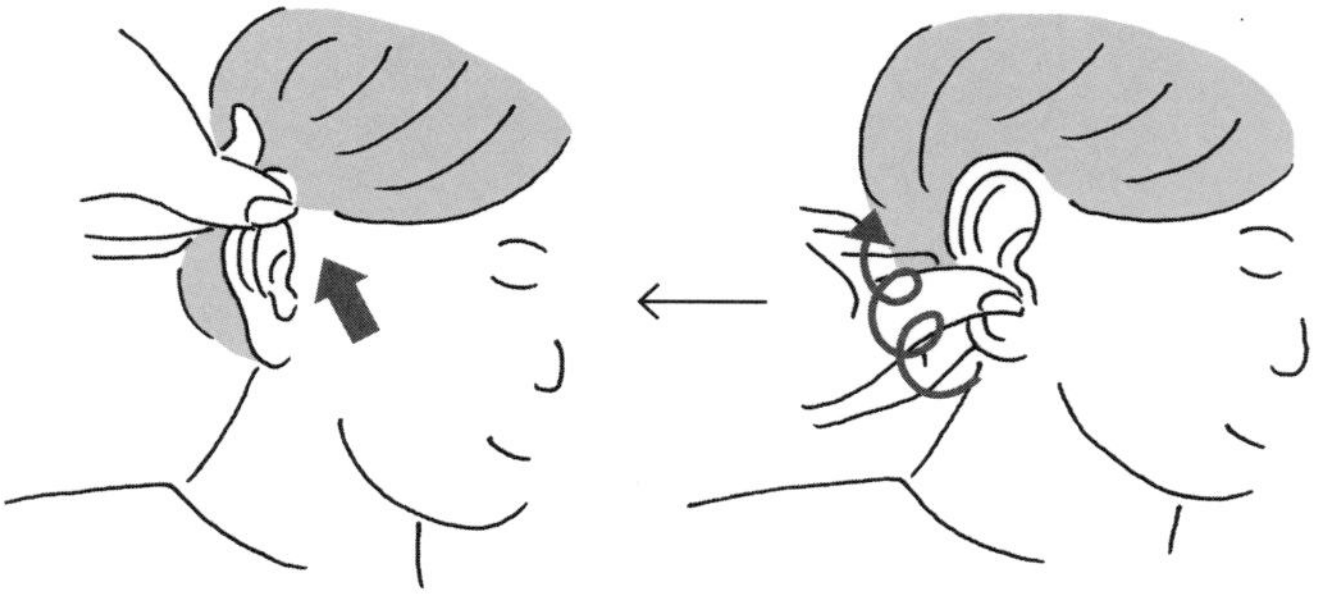

❷ゆっくりと親指と人差し指で対耳輪をはさんで揉むように下から上に擦り上げ、上まできたら、キュッキュッキューっと3回強く引っぱり上げます。

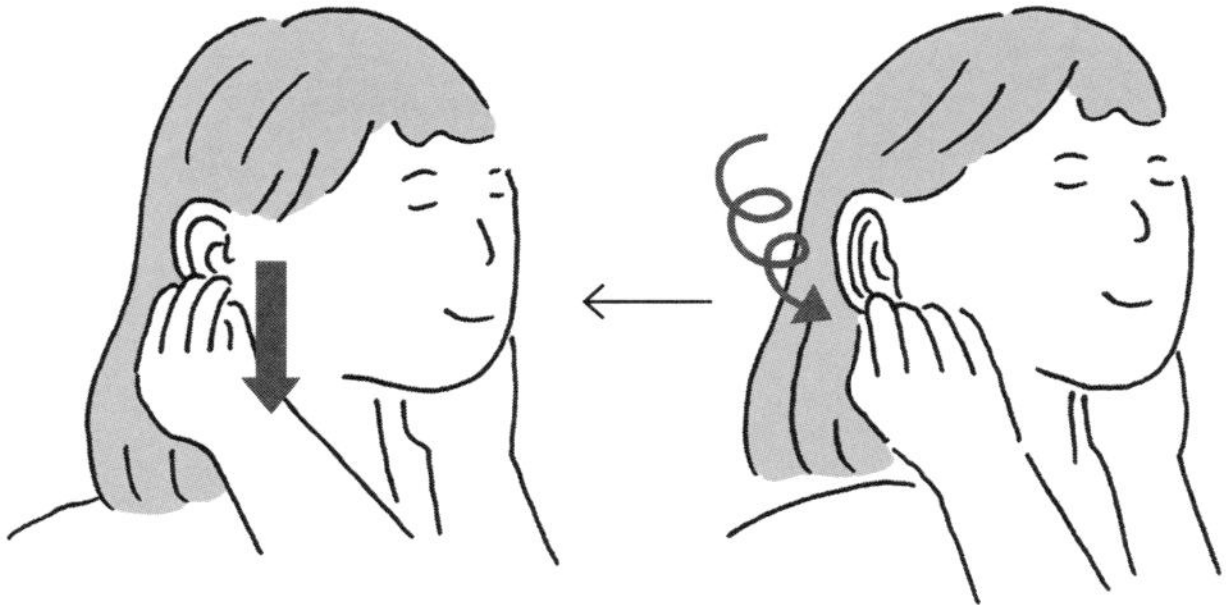

❸今度は人差し指を前に、親指を後ろにして揉むようにし、対耳輪を上から下にクルクルと滑り下ろします。下まできたらキュッキュッキューと強く3回下に引っぱります。

対耳輪は人体の中心の骨に当たり、督脈《とくみゃく》という身体背面の会陰から頭部までを通る経絡に働きかけます。大黒柱の背骨にエネルギーを通すことで、身体がシャキッと目覚めます。

3 耳全体（内耳）を刺激し、身体に活力を与える

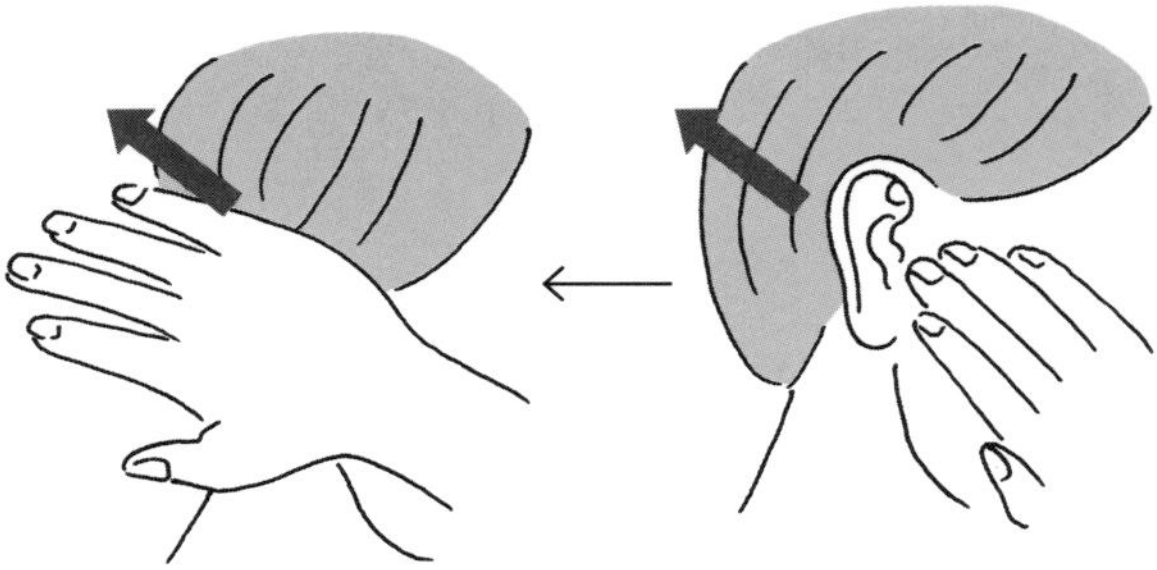

❶手のひらを耳にピタッと付けて、後ろに滑らせていきます。

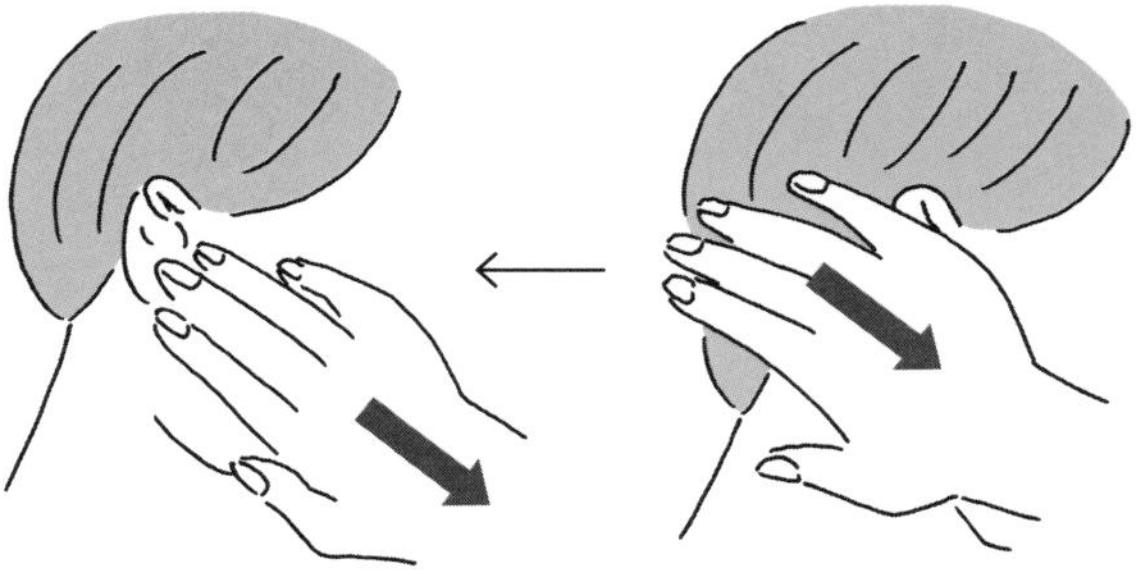

内耳を刺激することで認知症予防・難聴予防・疲労回復に！

❷後ろまでいったら、今度は前に滑らせていきます。耳を折り曲げながら、前に滑らせます。しっかり密着させてください。

4

内臓をマッサージする

肺、心臓、腎臓、肝臓、膵臓の臓器や、食道、胃、小腸、大腸の消化器系の機能強化に！

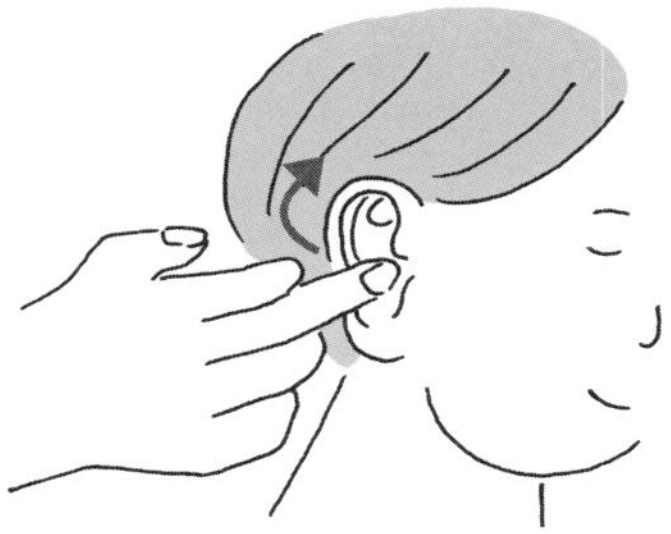

❶中指を耳の穴のところ（口のツボ・18ページ参照）に軽く置いて、耳のくぼみに沿って滑らせていきます。

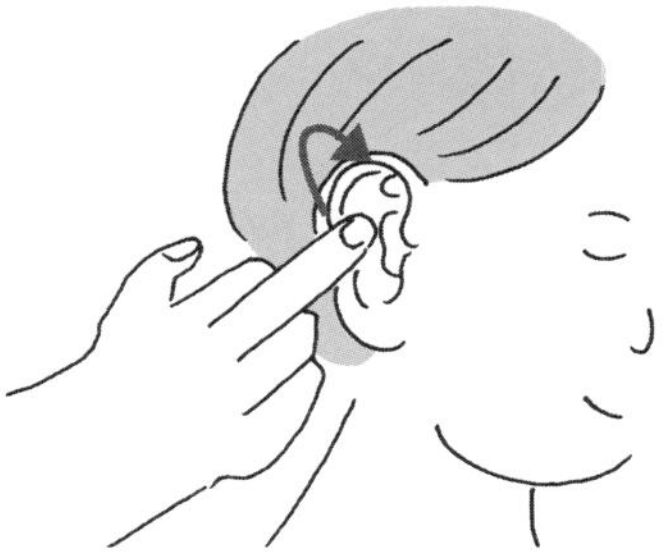

❷耳の硬い部分（胃のツボ・18ページ参照）で折り返し、指を滑らせていきます。

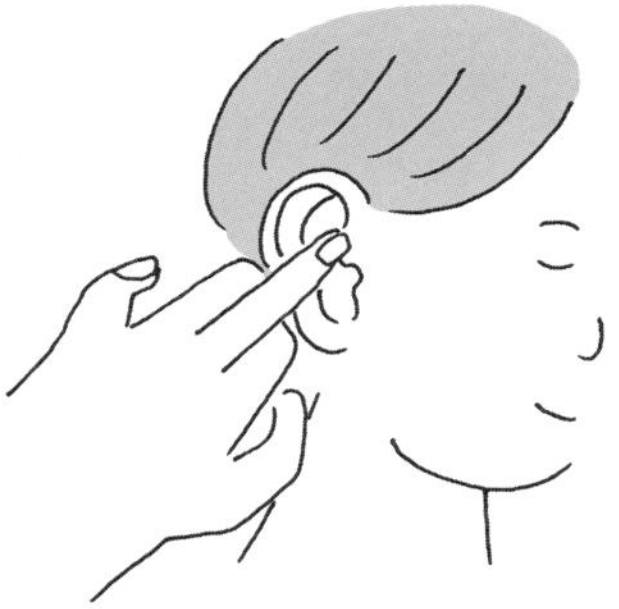

❸くぼみの終点まで行ったら、頭の中心に向かって5秒くらいキューっと押します。痛気持ちいいくらいの力で押してください。下痢や便秘などにも効果的です。

5

耳の横のリンパ液の流れを良くする（顔のリフトアップ）

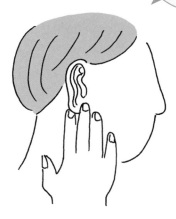

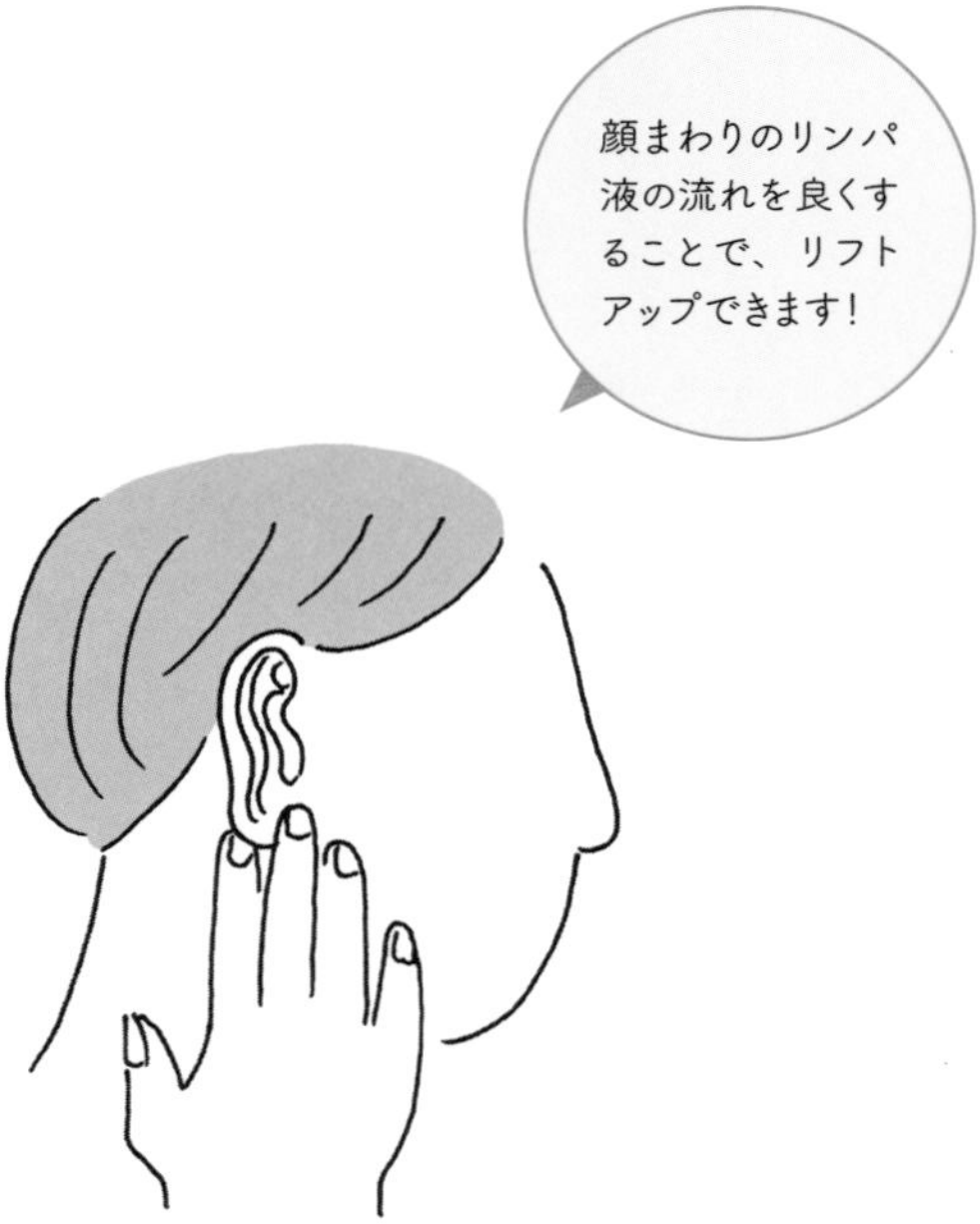

❶人差し指を耳の後側に、中指を耳の前側に置いて両耳をしっかりはさみます。

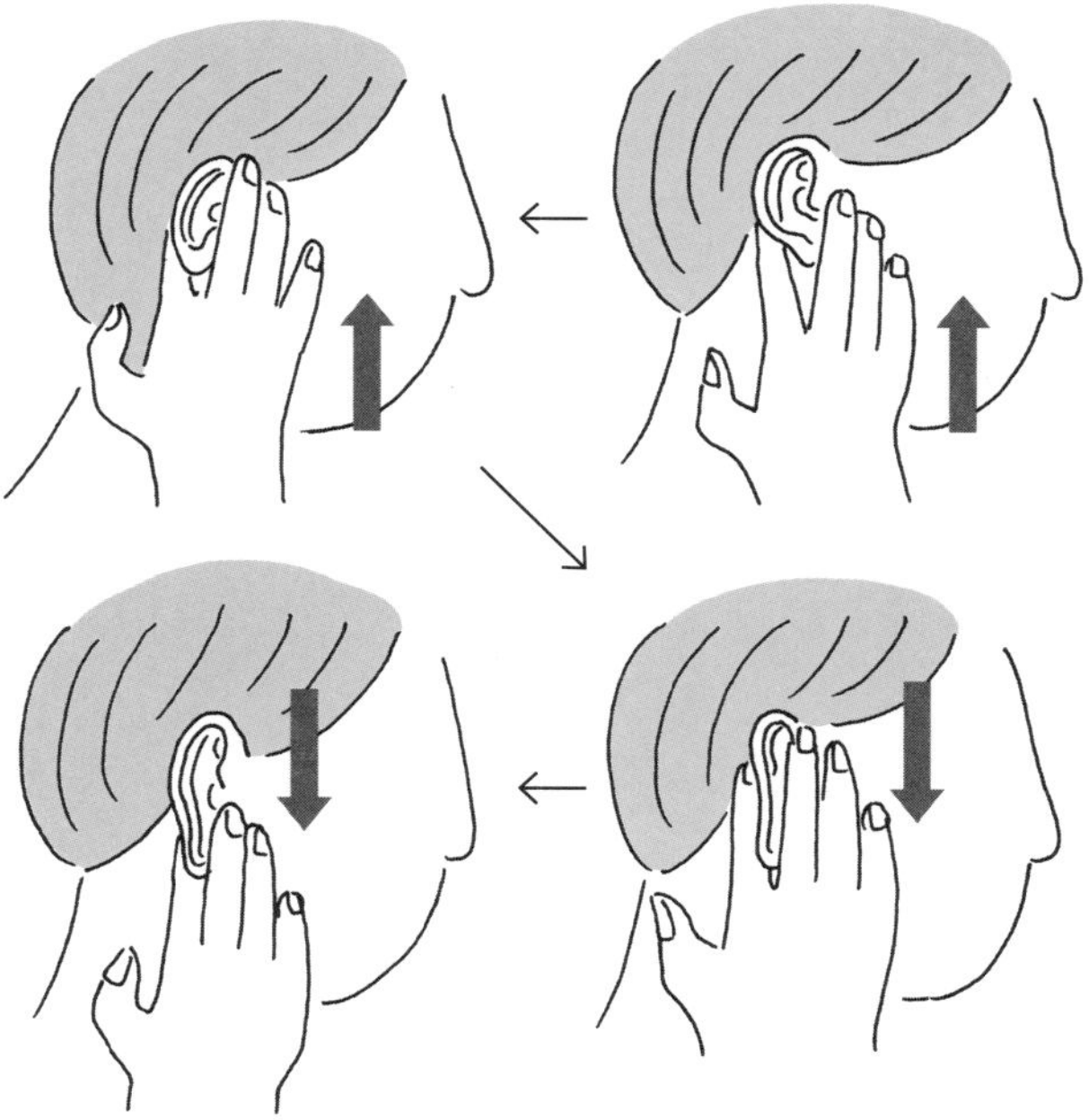

❷指を密着させ、耳の形に沿ってリンパ液を流しながら上に滑らせていきます。上まで行ったら下に滑らせ、いったり来たりさせてください。

「痛気持ちいい」が、身体にいい

耳のマッサージ体操を行ううえでのポイントを説明しておきましょう。

マッサージをするときの強さ加減は、「痛気持ちいい」が、丁度いいのです。

痛みの強さは人によって感じ方が違います。

そして、こっている人、耳の硬い人などは、より痛みを感じる場合が多いのです。

人によっては、触るだけでも、目玉が飛び出るほど痛いと感じる人もいます。

そういう場合は、最初は優しくほぐしていきましょう。

ほぐれてくると、段々と痛みが緩和されていくので、少しずつ強度を上げていくといいでしょう。

ちょっと痛気持ちいいくらいで、後のスッキリ感が違います。

座ってできる全身運動だから老若男女に向いている！

繰り返しになりますが、耳には全身のツボがあるので、耳全体をマッサージしたり、耳のツボを刺激することは、全身運動になります。

年配の方になると、膝が痛いとか、歩くのが困難で車いすの方など、運動は控えないといけない場合もあるでしょう。でも、耳のマッサージ体操なら、座って耳をマッサージするだけなので無理がありません。

私達は、介護施設の利用者様達に耳掃除をすることがあるのですが、その際に耳のマッサージ体操を皆さんと一緒にさせていただいています。

とくに、高齢者の方は口の筋肉が衰えてくるために、食事のときに口を動かしにくい場合があります。

食事の前に、耳のマッサージ体操をすると、顔の筋肉も鍛えられ、口が動かしやすくなります。

また、耳たぶの下のくぼみの部分を刺激すると、唾液も出やすくなるため、口の殺菌効果や、口臭予防、味覚障害予防にもなります。この刺激は若い方にもおすすめです！

5つの耳ツボ刺激で免疫力がアップする！

新型コロナウイルス感染症で、皆さんも免疫力の大切さについては再認識をしていることでしょう。

免疫とは、身体の中に、病原菌や毒素、異物などが侵入しても、それに抵抗して打ち勝つ能力です。さらに、抗体をつくって、発病を抑える抵抗力を持つことです。

では、どうしたら免疫力をつけることができるのでしょうか？

一般的には、「運動・睡眠・食事と心（メンタル）」が大切と言われますが、すべてを完璧にというのはなかなか難しい場合もあるでしょう。

耳ツボ刺激なら、統合的に免疫力アップできると言えるでしょう。なぜなら、耳は身体全体の臓器の縮図。とくに東洋医学的には「肺・大腸・脾《ひ》・胃・心」を元気に保つことが、自然治癒力アップに大切と考えます。具体的なツボは18ページの④耳甲介の部分（内臓のツボ地帯）に当たります。

まず、肺のツボは、呼吸器である肺の働きを良くするツボですが、同時に食欲中枢がある脳の視《し》床下《しょうか》部《ぶ》につながっていることが明らかにされています。

また、血糖値をコントロールする作用によって、満腹中枢を制御していく作用もあり、ダイエットのときに、肺のツボを刺激することで、高血糖を予防できるので肥満予防になります。

脾のツボは、免疫機能や血液循環、造血作用に関わります。脾に元気がないと、血流が悪くなり、体温が下がって免疫が落ちてしまいます。冷え性の方は脾のツボを刺激するといいでしょう。

胃のツボは、消化を促す作用があります。年を取ると、消化吸収能力が衰えますし、ストレスでも胃に影響を及ぼします。胃は心と関わる神経と関連性が強いので、免疫力にも影響します。

腸のツボは、小腸には身体の中の多くの免疫細胞が集まる、腸管免疫系という免疫システムがあり、全身の健康にも関与することが知られています。

大腸は消化機能としては、腸内細菌による食物繊維の発酵、及び一部の栄養素と水分の吸収が行われる部位です。腸のツボ刺激は、免疫系にとても重要と言えるでしょう。

最後に、心のツボ。不安などの心（メンタル）と実際に血液を流すポンプである心臓は同じと考えられてきました。ですから、心の問題と心臓の問題は同じ流れを治療すると考えます。

耳の内臓マッサージをするだけで、たった5秒で内臓のツボを一気に刺激することができます。

耳のマッサージで、生命力、根気の力を強くし、自然治癒力と免疫力を高め、健康維持にも役立ててほしいと思います。

スマホを見ながら、耳たぶ付近を揉んでみよう

皆さんは、1日にどれくらいスマホに時間を費やすでしょうか? テレビを見ながら、食事をしながら、ベッドに入っても、スマホを離さない方が多いです。スマホの使いすぎはやはり眼精疲労、視力低下を招きます。確かに、スマホを長時間見続けていると、目がかすんだり、光がまぶしかったりと目には良くありません。耳のマッサージはスマホを見ながらでも、片手が空いているのでできます。

目のツボは、耳たぶにある耳垂《じすい》という部分です(22ページ参照)。またその上には、頭に関するツボが集中しています。対珠《たいじゅ》という部分です(21ページ参照)。お互いが近い位置にあるので、大きく揉んでみましょう。目のツボと頭のツボの両方を刺激する

ことができます。

目は普段酷使しているので、たまにケアしてあげましょう。

パソコン疲労には、耳つまみ&耳揉み

パソコンは、どんな仕事でも欠かせないアイテムになっていますね。

今後は、テレワークもますます増えていくでしょう。

すでに医療現場でも、電子カルテ、私たちのような技術系の接客業でも、ウェブ予約だったり、メールでの対応だったりと、パソコンは欠かせなくなってきています。

それに伴い、ずっとパソコンに向かっていると、目が疲れ、頭がぼーっとなったり、肩や首がこって、痛みに悩まされます。

原因は、同じ姿勢をずっと続けていることで、血液やリンパの流れが悪くなってくるからです。

手足も冷たくなってくるのを経験されてる方も多いはずです。

こまめに休憩を取り、その際に、耳のマッサージを取り入れましょう。

いすに座ったら、目を閉じて、ゆっくり耳を引っぱってみてください。

目のツボがある耳たぶを揉んでみたり、耳を真横に引っぱることで、頭痛が緩和されたりしますので、是非おすすめします。（102、103ページ参照）

同時に61ページの①の体操を重点的に行うのもいいでしょう。リンパ液の流れが良くなります。

イヤホン難聴には、休息とマッサージを

イヤホンやヘッドホンの使いすぎで、耳のトラブルを訴える人が増えています。若い世代になるほど使用時間が多く、イヤホン難聴と言われるトラブルを訴える人が増えているようです。

イヤホン難聴になると、音が聞き取りにくい、耳が詰まったように感じる耳閉感、耳鳴りなどの症状が表れます。外耳炎も多いようです。

イヤホンを使ったら、使わない時間に耳のマッサージを行いましょう。

内耳のツボは耳たぶ（耳垂・22ページ参照）、外耳のツボは耳珠（20ページ参照）にあります。

そのほか体調の悪いところがあれば、①〜⑤の耳のマッサージ体操を行い、14ページからの10の身体のゾーンを確かめながら、指で押したり、ひっぱったりして刺激するようにしましょう。

第3章

誰も教えてくれなかった「正しい耳掃除」をマスター

耳掃除は不要なのか？

耳のマッサージの次は、耳掃除について解説しましょう。

お医者様の中には、耳掃除はしなくてもいいという方もいらっしゃいます。

では、耳掃除をしないと、その耳垢はどこにいくのでしょうか？

確かに、耳垢は奥から手前に出てくる習性があります。

だからと言って、耳の外までポンっと飛び出てくれるかというと、そうではありません。

私は13年間で1万人以上の方の耳を診てきて、耳掃除が不要というのは、全ての方には当てはまらないと思っています。

耳垢が耳の入り口にあると、外から見えて、清潔感がないですし、彼氏や彼女の耳に耳垢がつまっていては、１００年の恋も冷めてしまいます。

84ページからの体質に合った正しい耳掃除のやり方を知り、定期的に耳掃除をしていただきたいと思います。

耳垢は、「乾燥耳垢」と「湿性耳垢」だけ？

耳垢には2種類あって、乾燥した耳垢と湿性の耳垢があると言われています。

しかし、私が1万人以上の耳垢を診てきた経験からすると、たった2種類では表現できないのです。もちろん大きく分けたら2種類なのですが、その中に様々な種類の耳垢があります。

乾燥タイプの中には、パラパラした雪のような「雪耳垢」、壁に張りついた「壁紙耳垢」、ペラペラした「ペラペラ耳垢」、ミルフィーユのように層になっている「ミルフィーユ耳垢」、いつまでも出てくる「ポロポロ耳垢」などがあります。

湿性タイプの中には、油分の多い水飴のような「飴耳垢」、水分の多い「しっとり耳垢」、ゼリーのような「プルプル耳垢」、水のようにサラサラの「水耳垢」などがあります。

耳垢の種類によって、溜まり方も違うので、耳掃除の頻度も変わってきます。ご自分の耳垢のタイプを知っておくのも大切でしょう。

溜まり方が分かると、自分は何週間おきに耳掃除をすればいいということも分かってくるので、やりすぎたり、やらなすぎたりということもなくなってきます。

サロンに来店されるお客様の中には、「私、ベタベタした耳垢なんです。すみません」と、まるで欠点のように謝られる方が多いのですが、それは大間違い！　全然気にする必要はないのです。

耳垢の種類は、その方の体質です。

髪質が太い方、細い方、くせ毛の方、真っすぐな方などがいるのと同じで、いい悪いはないのです。

ちなみに、ねっとりタイプの耳垢は「臭《くさ》い」とか、都市伝説のようなことを聞いたことはありますが、臭いということはありません。

では、正しい耳掃除は、どうすればいいのでしょうか？

正しい耳掃除のやり方

耳の構造は、入口から鼓膜まで、約3㎝です（40ページ参照）。たった3㎝しかないので、綿棒や耳かきで、奥の方まで突っ込むと、鼓膜に当たってしまい、かなり危険です。

入口から1㎝くらいのところには、毛が生えています。奥から移動してきた耳垢はそこでキャッチしてあげるのが、一番安全です。毛の生えていない奥の部分は、外耳道と言い、皮膚が薄くなっています。そこまで綿棒や耳かきを入れてしまうと、傷をつけたり、炎症を起こしたりして、外耳炎の原因にもなってしまいます。

なので、耳掃除を自分でするときは、耳の入り口から、1㎝くらいのところの耳垢を取るように意識してください。目安は丁度、綿棒の綿の部分がすっぽり入る程度。それ以上入れると危険です。

最低限以下のものを用意してください。

用意するもの

- **細めの耳かき**（湿性耳垢の場合は不要）
- **綿棒**（耳のサイズに合ったもの）
- **イヤーリムーバー**（耳垢をふやかす液）
- **コットンかティッシュ**
- **イヤーライト**（耳の中が見えるライト。お子さんや家族にしてあげる場合）
- **エタノール**（耳かきの消毒用）

※耳かきはエタノールなどで、消毒してからお使いください。

乾燥耳垢の場合　耳かき ⬇ 綿棒 の順に行う

❶耳かきを持ち、肌に固定して、耳かき先端で押しながら徐々に耳かきを進入していきます。

※耳かきの持ち手部分は短めに。

※毛が生えている部分（入口から1㎝）だけをかいていきます。

❷入り口から奥へ、奥から入り口へと、優しく滑らせながら、耳をかいていきます。耳内部の壁に沿って、力を入れずに優しくかいていきます（耳垢を浮き上がらすための作業です）。

❸綿棒で耳垢を取っていきます。綿棒にイヤーリムーバーを浸け、耳かきで耳垢を浮き上がらせたところを、小指で固定しながらふき取っていきます。

❹最後に、乾いた綿棒でふき取ります。

ポイント

- 綿棒は、自分の耳のサイズに合わせて、少し動かしやすいように細い綿棒をお使いください。
- イヤーリムーバーは、衛生上2度浸けは避けてください。
- 綿棒は親指、人差し指、中指でしっかり持ち、短めに持ってください。
- 耳垢のついた綿棒は、何回も使うと、中に耳垢を残す可能性がありますので、頻繁に交換してください。

湿性耳垢の場合　綿棒で行う

❶耳かきは使わずに、綿棒の先の部分（1㎝くらいのところ）にイヤーリムーバーをたっぷり浸けて、ふき取ります。
❷イヤーリムーバーの浸いた綿棒の後に、乾いた綿棒でふき取ります。
❸綿棒に黄色い色がつかなくなるまで、優しくマッサージするように動かします。

お子さんや家族にしてあげる場合

イヤーライトを使うこと

家族の方にしてあげる場合、ソファーかクッションにもたれてもらい、横から施術を行ってください。

膝枕ではしないでください。耳垢を鼓膜に落とす可能性があります。

そして指にイヤーライトをつけ、耳の中が見える状態で行ってください。

奥に耳垢が見えても、無理に取ろうとせずに、手前のところだけ取ってあげてください。

手順は乾燥耳垢の手順と一緒です（湿性耳垢の場合は手順4に進む）。

❶イヤーライトを指につけて、耳の穴を照らします。

❷耳かきで耳の外側の汚れをカリカリ取っていきます。

ここは、シャンプーかすなどが溜まりやすいですし、自分でも洗いにくいところなので、しっかり汚れを取っていきます。

❸穴の入り口から、そっと押しながら徐々に耳かきを進入していきます。

※耳かきの持ち手部分は短めに。
※毛が生えている部分だけをかいていきます。
※力加減は優しく。
※耳かきは、終わったら、エタノールで消毒してください。

❹綿棒で耳垢を取っていきます。
綿棒にイヤーリムーバーを浸け、耳かきで耳垢を浮き上がらせたところを、ふき取っていきます。

❺最後に、乾いた綿棒でふき取ります。

❻もし持っていれば、仕上げに梵天《ぼんてん》（耳かきの端についている、球状にした羽毛）を入れてクルクルしてあげてください（これは気持ちがいいので）。

梵天は何の役割ですか？　と聞かれることがありますが、ただただ気持ちが良くって、おすすめです！

耳かきは掃き掃除、綿棒はふき掃除です！

耳掃除をするとき、耳かきが良いんですか？　綿棒が良いんですか？　とよく聞かれます。

それは耳垢の種類や、耳の形によって、使い分けるのが良いと思います。

耳かきをされる方は、比較的耳が痒い方が多く、どうしても力強くかいてしまっています。

かいた後の耳の中を見てみると、結構耳垢を散らかしている場合が多く、きっちりと耳垢が取れているわけではないのです。

また、乾燥してパラパラした耳垢も、耳かきでは取れにくいものです。

ですから、耳かきで耳垢を浮き上がらせた後、しっかりイヤーリムーバーを綿棒にしみこませ、仕上げに軽くふき取ってあげると、きれいに耳垢が取れてスッキリします。

また、湿性の耳垢は、油分が多いので、乾いた綿棒だけでは、なかなかスッキリ落ちないものです。この場合もイヤーリムーバーを使って、ふき取ることをおすすめします。

仕上げに、乾いた綿棒でさらにふき取ると、よりさっぱりと綺麗になります。

アレルギーなどで、耳が痒い方は、どうしても強くかきがちで、かけばかくほど、余計に皮膚を刺激して痒くなってしまいます。その場合は、耳の入り口を応急処置として冷やしてあげるのが一番良いでしょう。保湿するのもおすすめです。

自分の耳のサイズに合った綿棒を使おう

皆さんは、自分の耳のサイズをご存知ですか？

特別小さくて、綿棒が入らないとか、お母さんに小さいからお掃除できないと言われたとか、そういう経験がなければ、自分の耳がどのくらいの大きさなのかというのは、分かりませんよね。

洋服でも靴でも、選ぶときには、自分に合ったサイズを買うのに、綿棒は、割と自分の耳に合ったサイズを気にすることが少ないのではないでしょうか。

私達、イヤーエステティシャンは、耳の中をモニターに映してお掃除するので、この方の耳は小さい、大きい、真っすぐ、曲がっているとかが分かります。

ですからお掃除するときに、その耳のサイズに合わせた綿棒を使います。

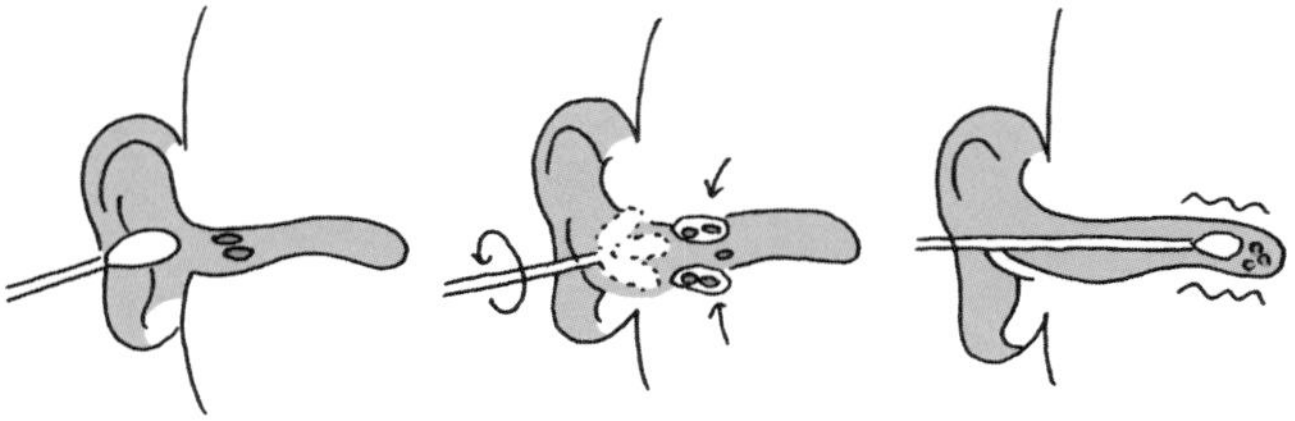

「太すぎる」「ぐるぐる回転」「奥まで突っ込む」
こんな綿棒の使い方はキケン！

小さいサイズの耳なのに、太い綿棒を使ってしまうと、綿棒を入れるだけで、耳垢を奥に持っていってしまう可能性があります。ご自分で綿棒を入れたときに、圧迫感があったり、違和感がある場合は、サイズが合っていない場合があります。

そしてぐるぐると綿棒を回しながら奥に入れると、耳垢はどんどん折りたたまれてしまっていることもあるのです。

また、曲がっている耳の人は、とくに奥まで無理やり綿棒を入れてしまうと、外耳道を綿棒で突いたりして、傷をつけてしまう可能性があります。なるべく手前だけ触るようにしましょう。

私は、小学校や中学校などで、耳鼻科検診があるのに、なぜお医者様は指導してくれないんだろうと常々考えています。

自分の耳のサイズを知っておくことは、自分の身体の一部なので、とても大切なことですね。

綿棒で耳掃除をするときに、違和感がある方は、耳の中を見せてくれるイヤーエステサロンや耳鼻科に行って、お医者様に聞いてみると良いと思います。

耳の痒みの原因は、毎日使うイヤホンのせいかも？

最近、電車に乗ってると、イヤホンをしている人がたくさんいます。音楽を聴いたり、ＹｏｕＴｕｂｅを見たり、快適に電車ライフを楽しんでいらっしゃいます。

オンラインレッスン、テレワークの影響もあるでしょう。

最近のイヤホンは、かなり性能がいいのですが、耳にとってはデメリットもあるのです。

耳に密着するイヤホンは、密着すればするほど、耳垢を押しこんでいることが多いのです！

しかも、長時間イヤホンを装着していると、汗をかいたりして、蒸れてしまうことも！

その耳垢が、外耳道に付着して、カビや痒みの原因になることもあるのです。

前述したように、耳垢は自然に手前に出てくる習性があります。

しかし、出てきた耳垢を、またイヤホンで押しこんでしまうという、悪循環になってしまっています。

本来はヘッドホンタイプをおすすめしたいところですが、それでもイヤホンが良いという方は、耳垢をイヤーリムーバーなどできれいにふき取ってから、装着されると良いと思います。

また、イヤホンについてしまった耳垢も、イヤーリムーバーなどを使ってこまめに掃除されることをおすすめいたします。

お風呂上りの綿棒は逆効果に⁉

サロンにご来店いただくお客様の中には、お風呂上りに綿棒で耳掃除をされる方が結構いらっしゃいます。

銭湯やホテルなどでも、必ずと言っていい程、綿棒が置かれてあります。

まるで、お風呂上りに綿棒をするのが当たり前であるかのようですね。

でも、大間違いなのです。結論から申し上げると、お風呂上りの綿棒は、耳の入り口の水分をふき取るためのみに軽めに行いましょう。

耳垢は、汗と皮脂と外からのほこりなどが混ざってできています。

したがって、「脂」なのですね。英語でＥａｒＷａｘとも言います。

お風呂上りに耳掃除したい理由は、耳垢が湯気でふやけて取れやすそうだから。

いえいえ、耳垢は確かにふやけるのですが、水と油は相性が悪いため、お風呂上がりの綿棒は耳の壁に耳垢をくっつけて伸ばすことに！

するとどうなるかというと、壁にくっついた耳垢はやがて乾燥していきます。

乾燥する際に、耳の壁を刺激してむず痒くなってしまうのです。

つまり、「痒いところに耳垢あり！」ということ。


お風呂上がりの耳掃除が逆効果の理由がお分かりでしょうか。

耳掃除は耳の中が乾いているとき、専用のイヤーリムーバーなどを使って、脂分を浮き上がらせながら耳垢を取ってください。

皮膚に負担をかけずに痛みもなく取ることができます。

昔は、おばあちゃんが、綿棒にベビーオイルをつけてお掃除してくれていたのですが、昔の人のすることは、本当に理にかなっていたのですね。

第４章

症状別
耳のマッサージのやり方

症状別・耳のマッサージ

ここからは、症状別に対応できる耳のマッサージを紹介しましょう。

頭痛や耳鳴り、めまい、天気病、肩こり、腰痛、アレルギー性の痒み、認知症予防など、14ページの「耳ツボ大地図帖」で紹介した10の身体のゾーンを参考にしながら、耳のツボをつまんだり、押したりするだけです。

症状が出たときは、該当する症状の耳のマッサージをすぐ行ってください。

また、症状が慢性化しているなら、気になるツボの位置をよく覚えておいて、朝夕行うことを習慣にしてください。

「偏頭痛・慢性頭痛」を緩和する

頭痛の原因は様々です。原因の多くは、心身の緊張が頭部の血管を拡張させて痛みを引き起こす「緊張性頭痛」と考えられています。

あまりひどい場合は、脳腫瘍や脳血管疾患などの病気等が原因の場合もありますので、まずは医師に相談してください。

首や後頭部、頭全体が重たい感じがしたり、頭を圧迫されている感じがする偏頭痛や慢性頭痛には、頭のツボである「⑦対珠」（21ページ参照）の耳のマッサージが効果的です。

頭痛がしたら、すぐその場で行ってみてください。

しょっちゅう頭痛がしたり、頭が重いと感じる人は、予防の意味で、朝晩続けてみてくださいね。

あおむけに寝て、身体をリラックスさせると効果的です。

偏頭痛・慢性頭痛を緩和する方法

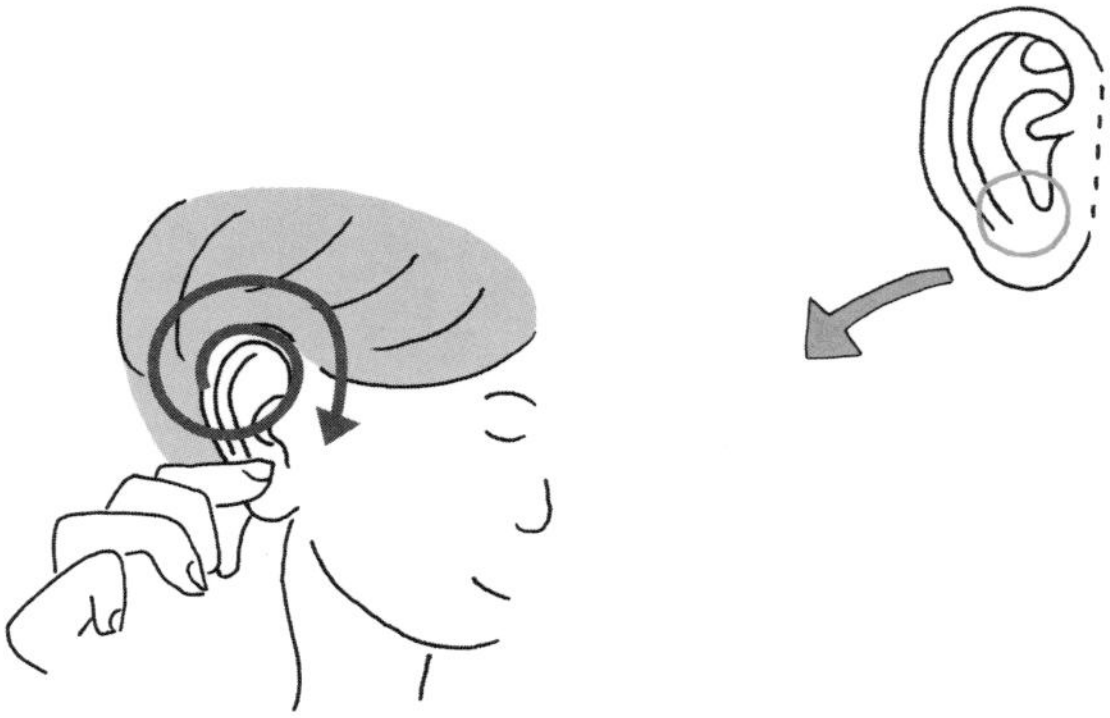

❶耳たぶの上部のぷっくりとしたところを、親指は耳の裏側、人差し指は耳の表側に当てて、3分間しっかりと揉みます。

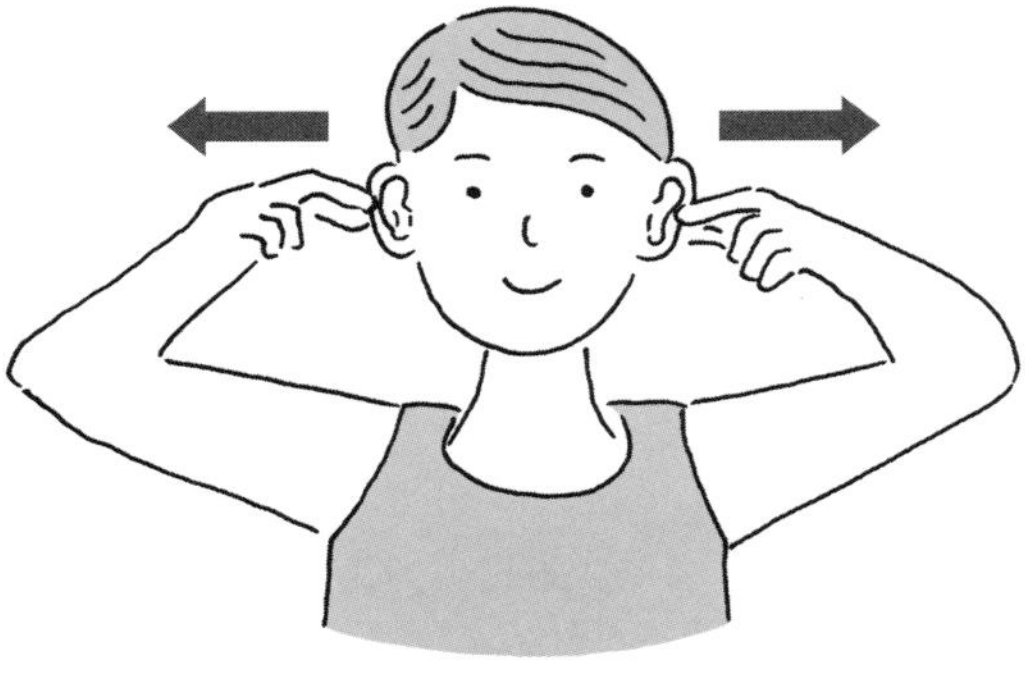

❷指をもう少し上にずらし、耳たぶの上部あたりを、親指を耳の裏側に、人差し指でしっかり引っかけてつまみ、指でしっかり引っぱります。

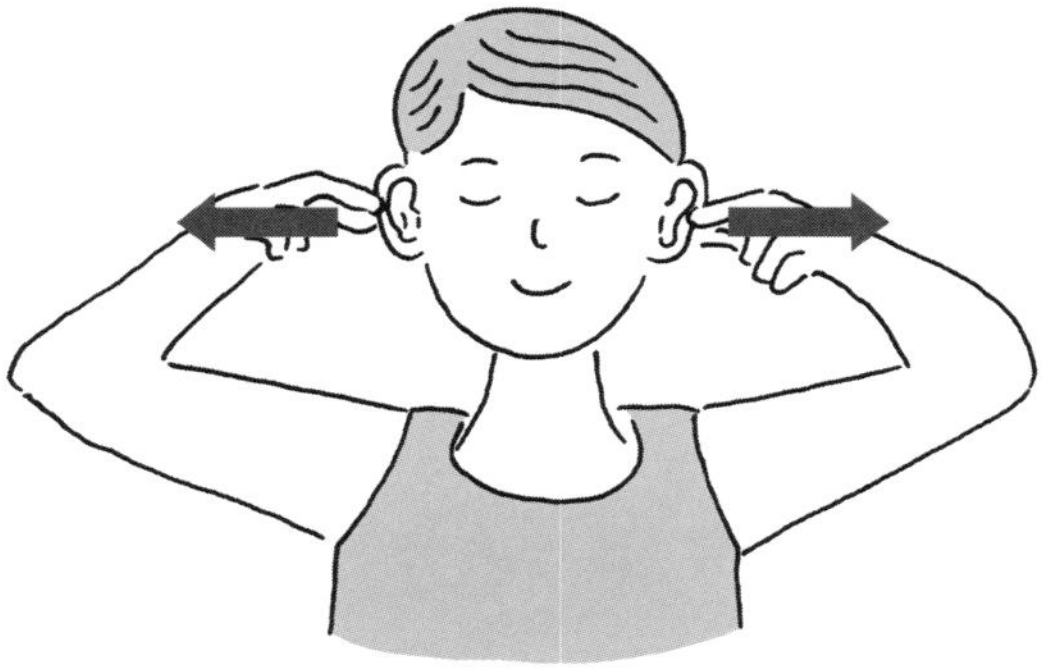

❸３分間引っぱったままの状態で、目を閉じリラックスしてください。

ポイント

耳を引っぱることで、頭蓋骨の縫合の頸《けい》静《じょう》脈《みゃく》孔《こう》を緩める働きがあり、脳の血流を良くする効果があります。

血流アップで「耳鳴り」を鎮める

耳鳴りは、医療機関でも決定的な治療法は未だないのが現状です。

耳鳴りは大きく分けて、自覚的耳鳴りと他覚的耳鳴りの2つに分けられます。

ほとんどが自覚的耳鳴りで、聴覚神経経路のどこかに発生した異常興奮であると考えられています。

一方、他覚的耳鳴りは、頭や首の血流の雑音が脈拍に一致して聞こえたり、口や耳の奥の筋肉の痙攣により発生します。

また、急性耳鳴りと慢性耳鳴りに分類され、急性耳鳴りの原因となる病気には、突発性難聴、メニエール病、音響性難聴などがあり、これらは元の原因となっている病を治療することで治る場合もあります。

慢性耳鳴りには内耳の損傷が原因と考えられる老人性難聴、脳血管の動脈硬化、頸椎変形、糖尿病、高血圧や上記急性疾患が原因で起こりますが、なかなか消失しません。

慢性耳鳴りの場合は、まずは医療機関を受診することをおすすめします。

耳に近い場所にある血管異常が原因の場合は血流障害をなくし、血行を良くする治療が行われます。

血流促進に関しては、ツボ刺激が良いと思われます。

耳鳴りを鎮める方法

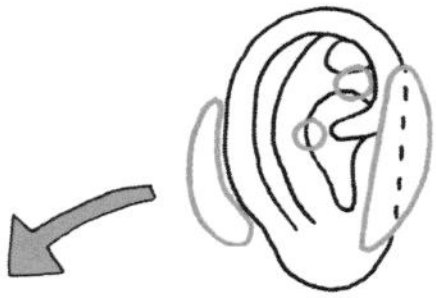

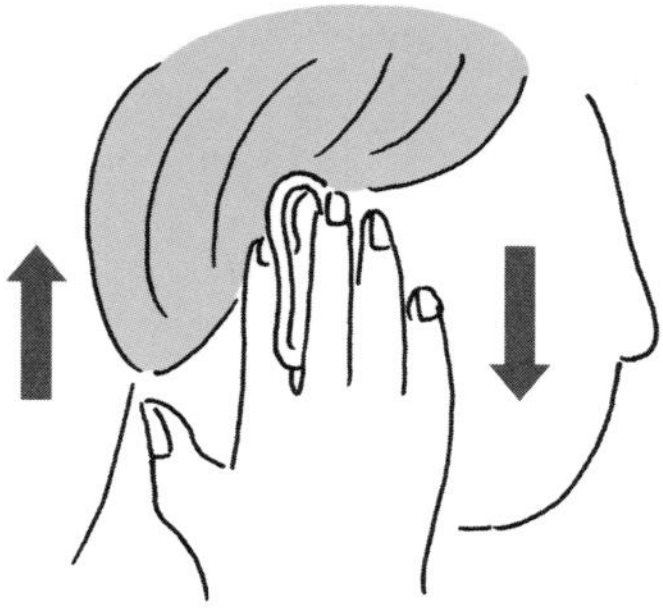

❶耳穴の前にある膨らみの前方部分に中指、耳の後ろに人差し指を置き、前後にはさみ、耳の付け根を上下に滑らし刺激します。

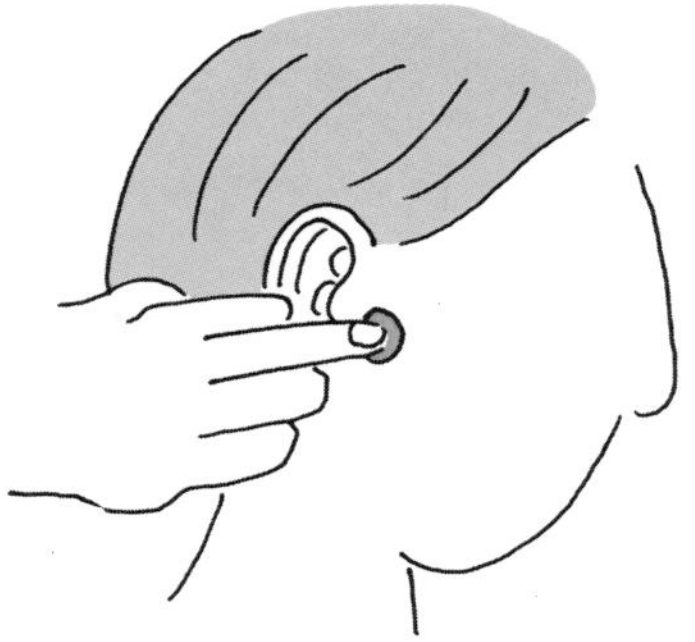

❷そのまま、中指を口を開いたときに凹むところのツボをぐりぐりと押し揉みます。

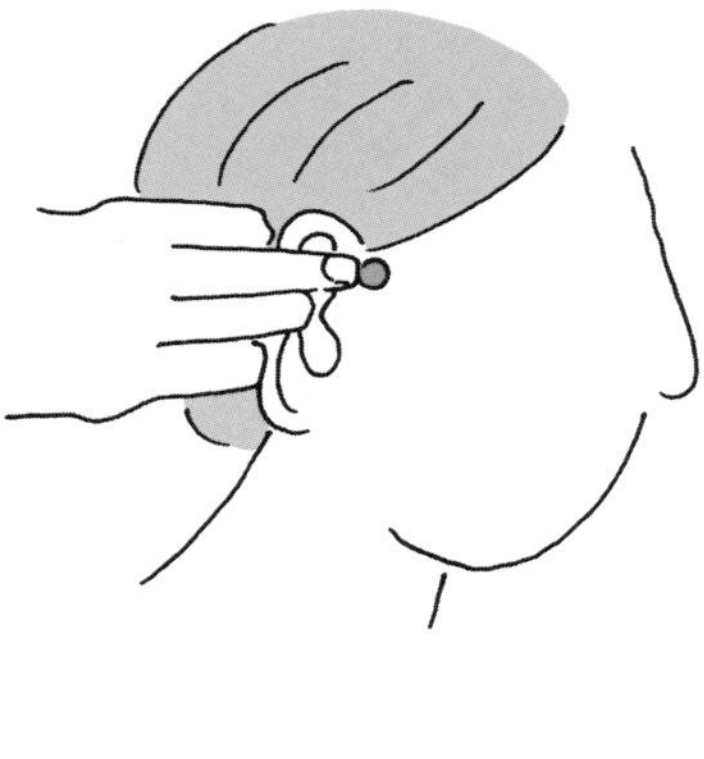

❸耳の付け根の最上部（角孫）、髪の生え際のところをぐりぐりと押し揉みます。

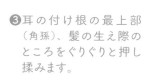

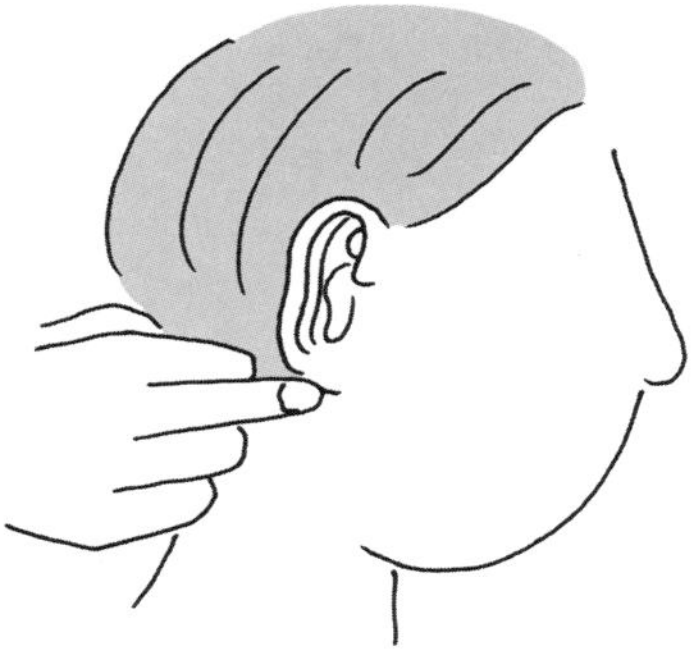

❹今度は、そのまま下まで下がって、耳たぶの後ろ、耳たぶの付け根にあるくぼみを中指で押し揉みます。

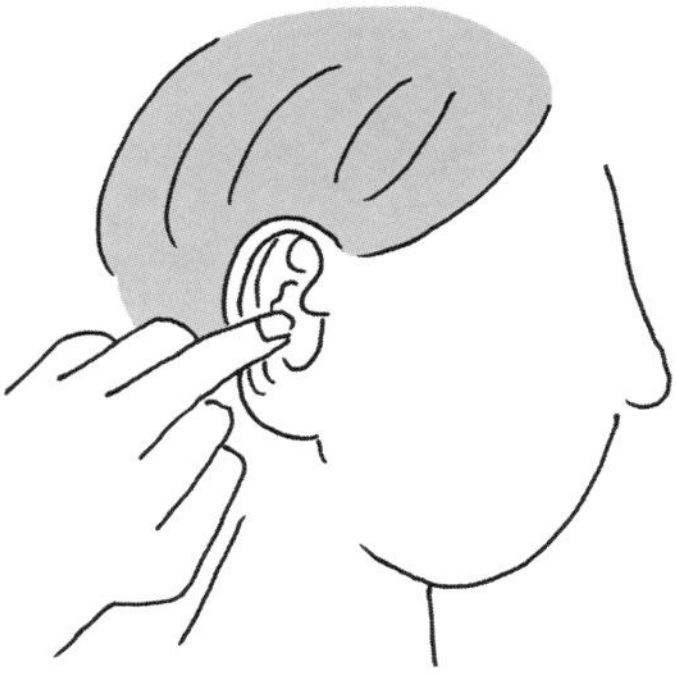

❺腎と膵臓、胆嚢のツボ（18ページ参照）に中指を当てて、押し揉みます。

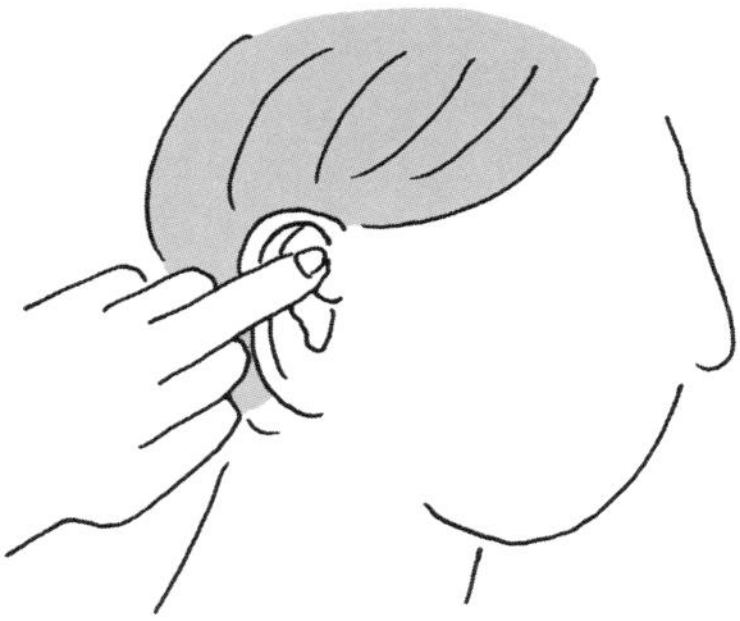

❻対耳輪の上の交感のツボ（17ページ参照）を押し揉みます。

「めまい」が起きたとき即効解消する

鼓膜の中（内耳）は蝸牛という音を感知する働きを持つ部分と、前庭という三半規管と耳石器という部分があります（40ページ参照）。

三半規管の中はリンパ液で満たされていて、身体の動きに合わせたリンパ液の流れから身体の位置情報を把握します。耳石器は、身体の傾きや直線運動を感じる器官です。

平衡感覚は、このふたつの絶妙なコンビネーションで支えられています。

原因は様々ですが、過度なストレスが続くと自律神経に乱れが生じ、自律神経症状のひとつとして、めまいの症状がで出ることもあります。

めまいを解消するには、その症状に対応して平衡感覚を戻すツボと、血流を整えるツボのマッサージをすると良いのです。

めまいを軽減する方法

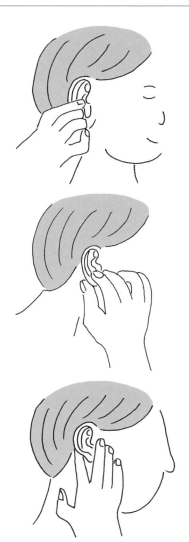

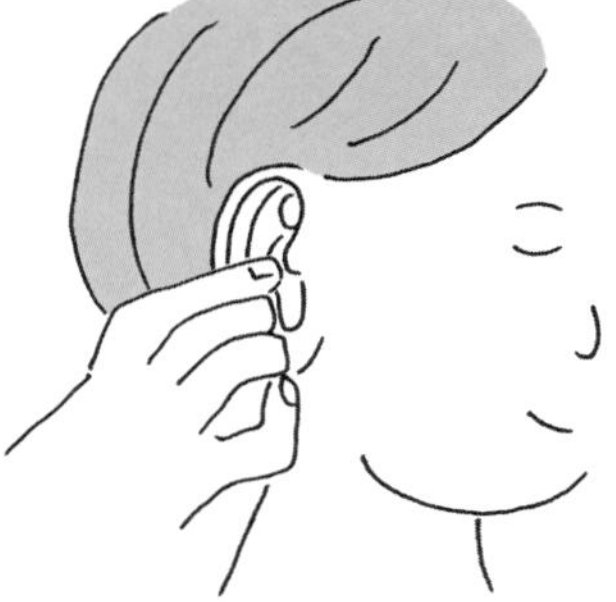

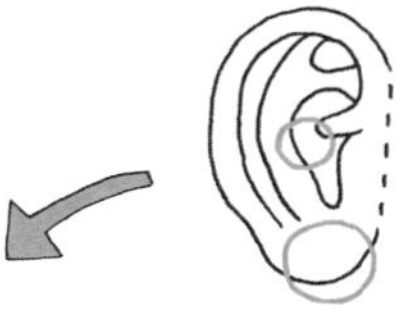

❶人差し指を肝のツボ（18ページ参照）に当て、裏から親指を支えます。指でツボをしっかりはさんで円を描くように揉みます（1か所20～30回）。

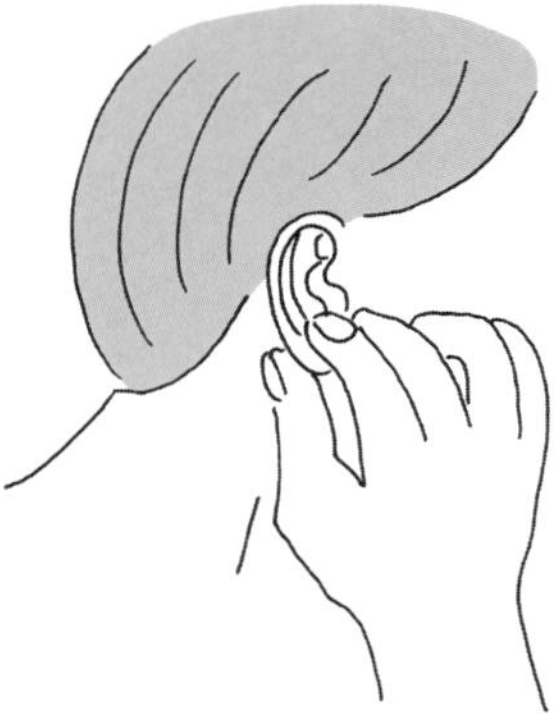

❷次に耳たぶの上の膨らんだところに人差し指を置き、裏から親指で支えます（内耳のツボ刺激）。

❸耳の後ろにある骨の膨らみの上にあるくぼみ「耳迷根」から、耳たぶの付け根にあるくぼみ「下耳根」までを指で擦るように動かして刺激します（23ページ参照）。

血流を整えるのは「肝臓のツボ」、平衡感覚を整えるには耳たぶの「内耳」のツボや、自律神経を整える耳の裏にある「耳迷根」から「下耳根」あたりをマッサージしましょう。

耳は脳に近い場所なので、耳のマッサージはとても効果的です。耳たぶのほうが頭に当たりますから、めまいに直接関係が深いのは頸部から後頭部辺りの反応点がポイントになります。

気象病による「天気痛」を緩和する

台風などの悪天候のせいで頭痛やめまいがするとか、膝が痛くなったりという経験はないでしょうか？　その症状を「気象病」、それに伴う痛みを「天気痛」と言います。

気象病は温度や湿度など気象の変化の中でも、とくに気圧の低下が原因とされています。耳の中の鼓膜の奥にある内耳には、気圧の変化を感知して、脳に信号を送る役目と、体の平衡感覚をつかさどり、バランスを取る役目があります。

そして、平衡感覚は、気圧の変化を受けることで、内耳からの情報と目で見た情報のふたつがうまく一致しないときに脳を混乱させ、交感神経を興奮させます。その結果、自律神経が乱れて、頭痛、疲労感、首や肩こり、関節痛、うつなどの症状を引き起こすのです。

「天気痛」かなと感じたときは、次ページからの耳のマッサージを行いましょう。

天気痛を解消する方法

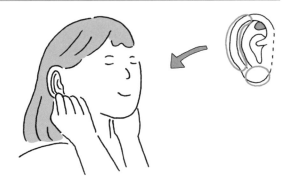

❶耳たぶには、内耳のツボと目のツボがあります。耳たぶをしっかり揉みましょう。親指と人差し指で耳たぶをつかみ、グリグリと揉みます。耳が暖かく感じる程度まで揉んでください。目と内耳の両方をケアできます。

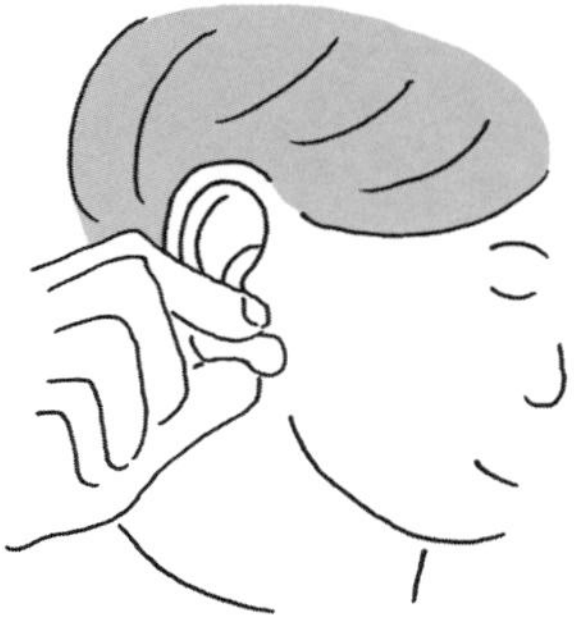

❷次に脳のツボを刺激します。人差し指を耳たぶの上に引っかけて、親指を下から耳たぶを2つ折りにして、しっかり揉みます。自律神経を整えます。

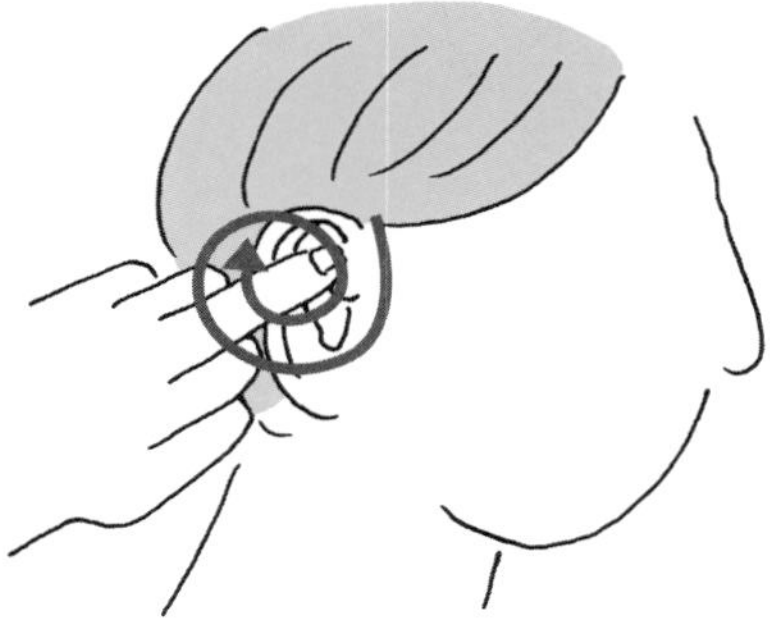

❸神門（19ページ参照）の位置に中指を置いて、右に10回、左に10回、ゆっくり円を描くように回し揉みして、最後に5秒ギューッと押します。

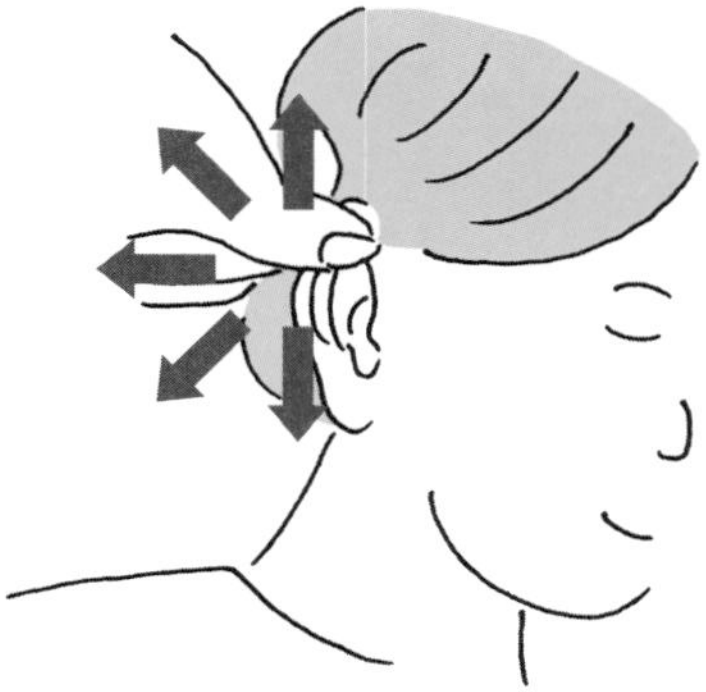

❹耳を引っぱります。上、斜め上、真横、斜め下、下に指を移動させて、それぞれ5秒ずつ、強めの力で、しっかり引っぱってください。これを３セットずつ行います。耳の血流を良くし、リンパの流れを正常にします。頭痛や首のこりをスッキリさせてくれます。

横隔膜のツボ押しで「しゃっくり」を止める

しゃっくりは、横隔膜の痙攣《けいれん》が原因で起こると言われています。

ですから、しゃっくりを止めたいときは、横隔膜のツボ（耳中のあたり、15ページ参照）を押してみましょう。

このとき、人差し指の爪を立てないように注意しましょう。

人にやってあげるときは、親指を横隔膜のツボに当てて、残りの4本の指で耳を支えるようにするとよいでしょう。

応急処置法として覚えておくと便利ですね。

しゃっくりを止める方法

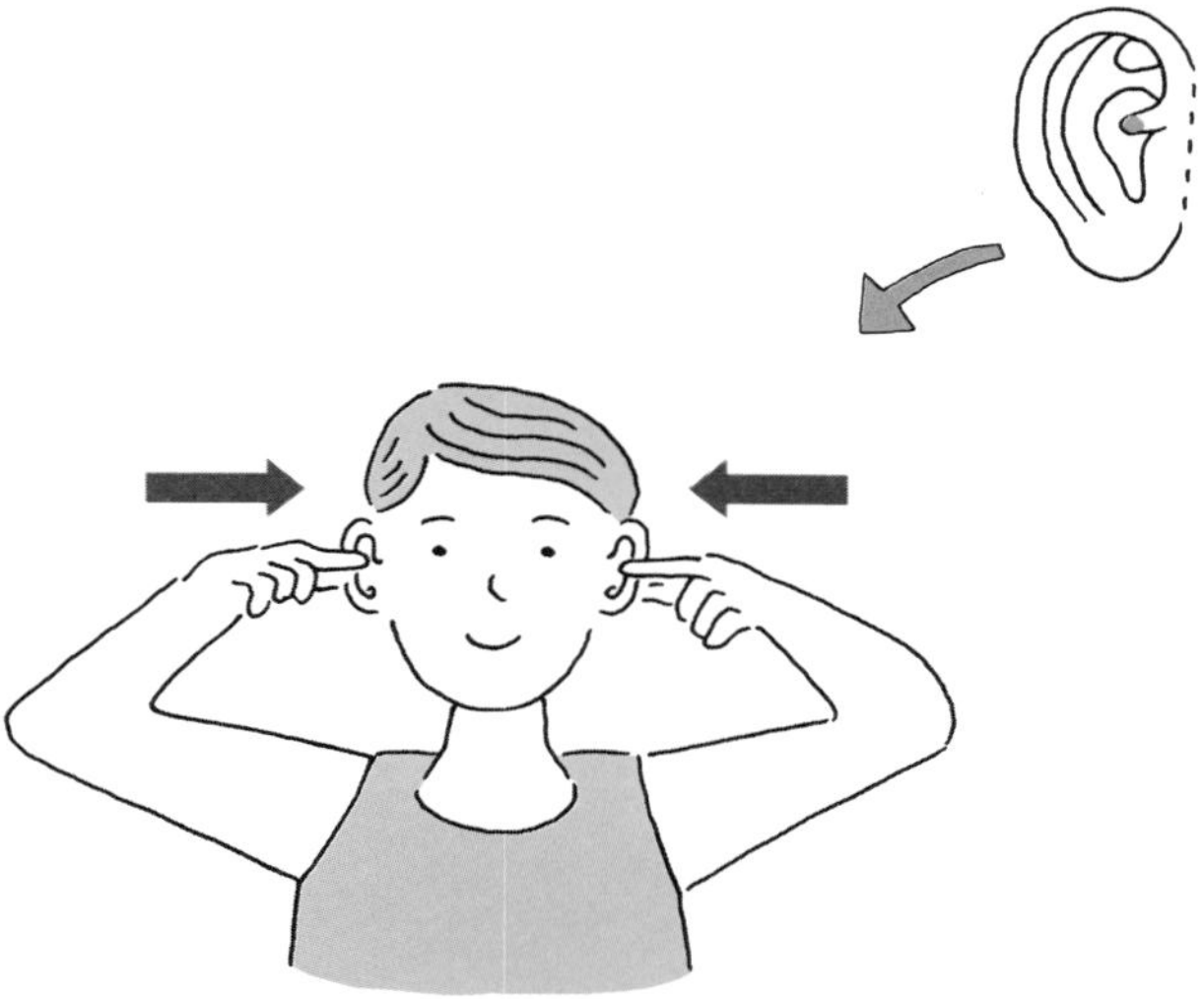

人差し指を耳の穴の中に入れ、指先を少し上にずらしてみてください。すると、耳の穴のすぐ上に、コリコリとした感触の横に長い出っぱりがあります。そこが「横隔膜のツボ」です。耳中のあたりです。出っぱりに触った指をほんの少し後ろにずらすと、くぼんだところがあります。自分でしゃっくりを止めたいときは、人差し指をそこに当て、親指を耳の後ろに当てて支え、強めの力で左右の耳を同時に30秒〜1分間くらい圧迫します。

「肩こり・首こり」を解消する

最近、スマホなどの影響で、首や肩がこっている方が多いのではないでしょうか？元々日本人に多いと言われている肩こりですが、最近は小学生でも肩こりを感じる児童が増えているとよく聞きます。外で遊ぶ機会も少なくなってきているせいでしょうか？

元々の体形や姿勢もあるとは思いますが、毎日の仕事などの改善や、日ごろから正しい姿勢や運動、十分な睡眠を心がけることで、改善されていく場合もあります。でも、なかなか時間が取れなくて運動不足の方は、是非、耳のマッサージを試してください。

首こりのツボは、③対耳輪（17ページ参照）、肩こりのツボは、②耳舟（16ページ参照）に当たります。

肩こり・首こりを解消する方法

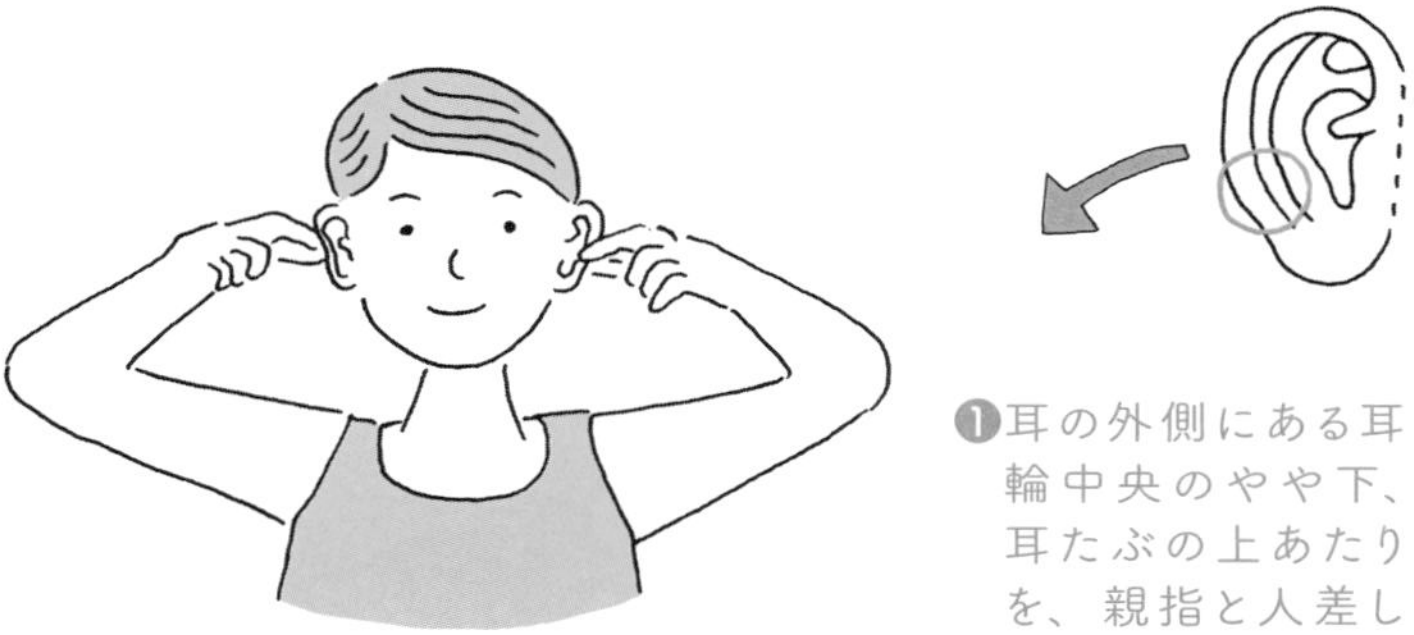

❶耳の外側にある耳輪中央のやや下、耳たぶの上あたりを、親指と人差し指でつまみ、揉みほぐします。

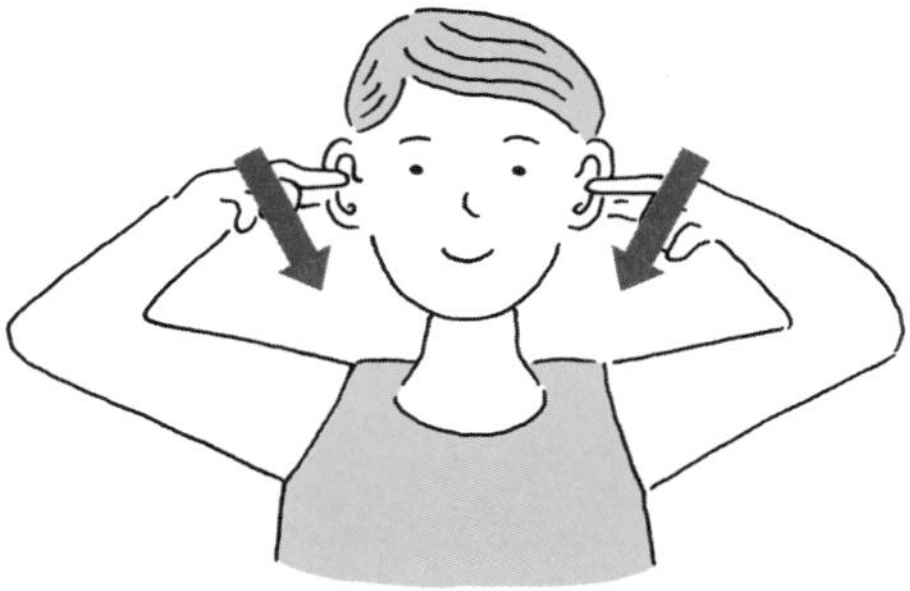

❷そのまま下に擦り下ろす。①②を３回繰り返します。

ポイント

- 肩がこっていると、ツボのどこかに反応が起こり、その場所を押すと痛みを感じたり、硬かったりします。指で均等に力を加えて押し、1番痛いところを探してみましょう。そこが、肩こりに最も効くツボの場所です。
- 両耳を同時に行います。ただし、力づくで揉みすぎないようにしましょう。

鼻炎、痒みなどの「アレルギー症状」の抵抗力を高める

くしゃみが立て続けに出たり、鼻水が止めどなく出たり、鼻がつまったり……。

これらの症状が発作的に起こるのが、アレルギー性鼻炎です。ほかに目の痒み、流涙、頭痛、嗅覚障害などを伴うことがあります。人によってくしゃみがとくにひどい、鼻水あるいは鼻づまりがひどい、などの違いがあります。

アレルギー性鼻炎には、決まった季節に発作が起こる季節性鼻炎と、季節に関係なく起こる非季節性鼻炎があります。

季節性鼻炎のおもなアレルゲンは、毎年「また来てしまった」と悩む方も多い、花粉です。代表的なのはブタクサとスギで、花粉が鼻から吸入されると、そのほとんどが鼻の粘膜に付着して、気管支まで入ることはあまりありません。目の痒みや充血、涙目などを合併する人の多いのが特徴です。

一方、季節には関係なく一年中起こる非季節性鼻炎の原因は、ハウスダスト。ハウスダストとは、寝具、敷物、衣類などから出てきた塵《ちり》やほこりで、綿、絹、羊毛、化学繊維のほか、人やペットのふけや垢《あか》、羽毛、ダニ、カビ、細菌など、きわめて雑多なものが含まれています。

よく「耳が痒い」、と1年中言われる方も多いのですが、非季節性の場合で、耳の中を見ると赤かったり耳の中が腫れていたりします。

アレルギーはストレスにも敏感に反応して、ストレスを受けると副腎皮質ホルモンの分泌を増やしてそれに対抗しようと働きます。つまり、免疫が過剰に反応して、本来対処する必要のないものまで攻撃してしまうのです。

そのホルモンの調節をする「内分泌」の反応点が、耳たぶの付け根近くにあります。

アレルギー症状を緩和する方法

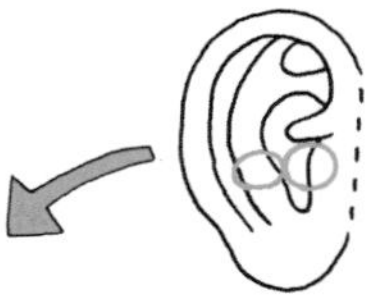

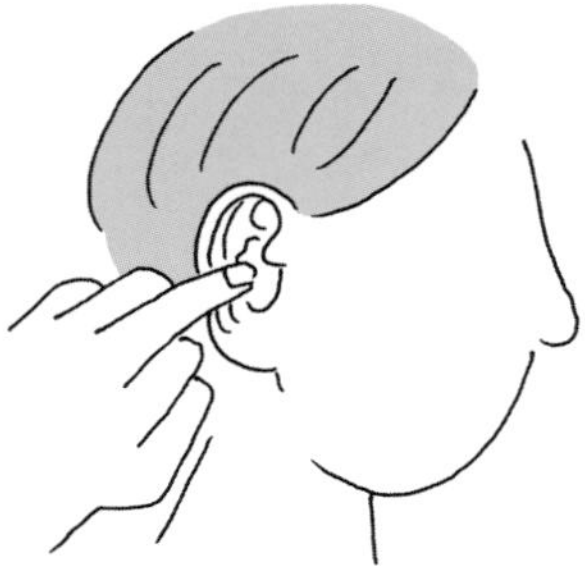

❶まず、耳の穴の横の平らなところ、肺のツボ（18ページ参照）を、中指の腹で擦り押します。

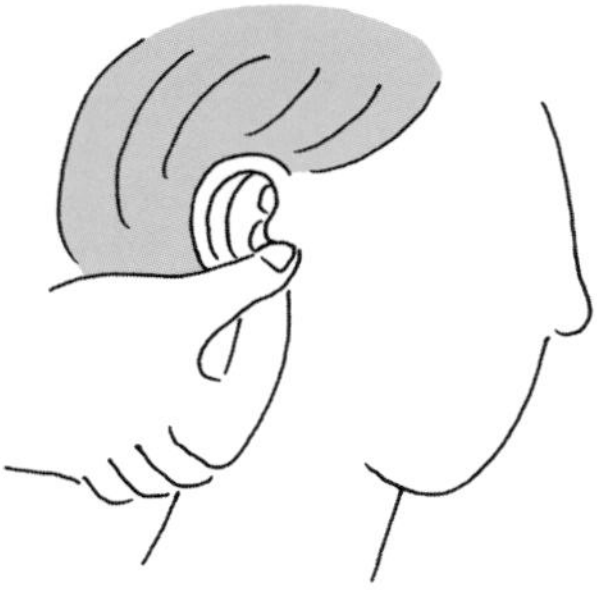

❷次に、頬と耳の穴の間の、コリコリした出っぱり（耳珠・20ページ参照）の裏に人差し指を、表に親指を立て、とくに出っぱりの下半分を1分半程強めにゆっくりと揉みます。

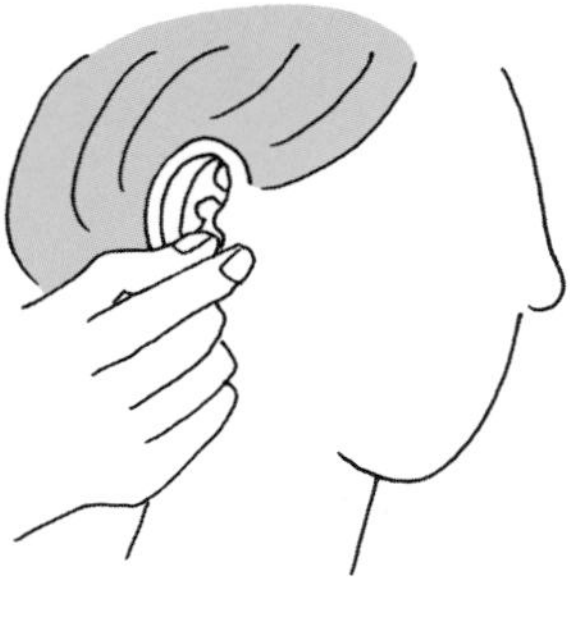

❸次に、親指と人差し指の位置を入れ替えて、さらに1分半くらい揉んでください。途中で指を換える事で、刺激の質が変わるので、効果は高くなります。1日2回、朝晩行ってみてください。

さらに、「肺」と「内分泌」を結ぶ中間あたりには体内の水分調整を担う「三焦」のツボがあり、鼻水の出を調節してくれます（18ページ参照）。

耳珠の下部には、「外鼻」や「副腎」などのツボが集まっています。「外鼻」のツボには鼻の炎症を直接的に抑える働きが、「副腎」のツボには炎症やアレルギーに対する抵抗力を養う働きが期待できます（20ページ参照）。

耳のマッサージは、アレルギー症状を抑えるのに多少時間がかかるかもしれませんが、毎日根気よく続けていくことで、アレルギーに対する抵抗力を高める効果が期待できます。

「胃もたれ」を緩和し、ダイエットにも有効

暴飲暴食が続くと胃腸の調子が乱れて、胃がもたれてしまいます。そんな胃もたれを解消するためには、耳甲介にある「胃」というツボが有効です（18ページ参照）。

胃は、耳の中央を走る軟骨の先端あたりに位置します。刺激すると、胃の働きを活性化して、消化を助ける働きがあります。

また、同じツボ刺激となりますが、ダイエットにも有効です。

もうひとつ、ダイエットに有効なツボに、「神門」があります（19ページ参照）。自律神経を整えるツボで、ストレスが原因の過食や、腸の働きを良くする効果が期待でき、ダイエットにつながります。

見つけ方ですが、対耳輪の上の方でふたつに分かれている間のくぼみ「三角窩」の下のほうと、対耳輪の交差するところが神門です。自律神経を整えるツボです。人差

胃もたれを緩和し、ダイエットにも有効な方法

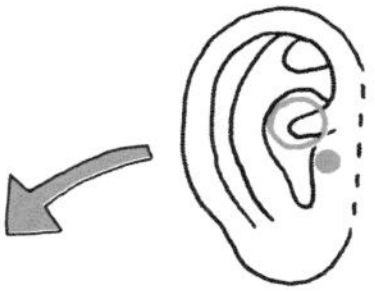

❶耳の中央付近に横に走る軟骨の先端の胃のツボ（18 ページ参照）を、人差し指で押し揉みます。1セット 20 回を目安に。

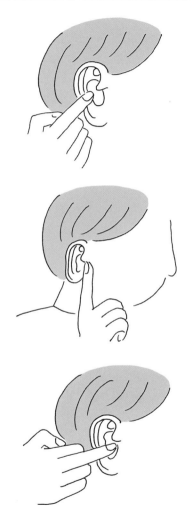

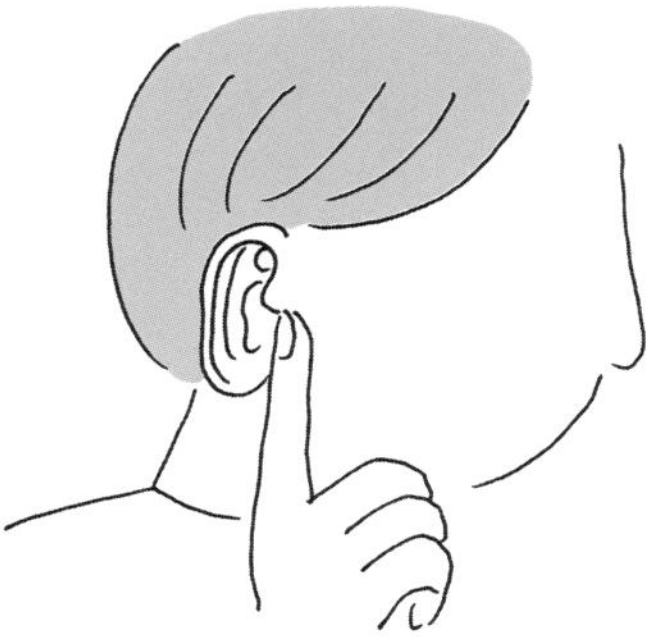

❷過食を抑える耳の穴の前（耳珠の飢点、20 ページ参照）を人差し指の腹を当てて、少し強めに刺激します。顔側のとがっている部分の下方のくぼみにある部分です。

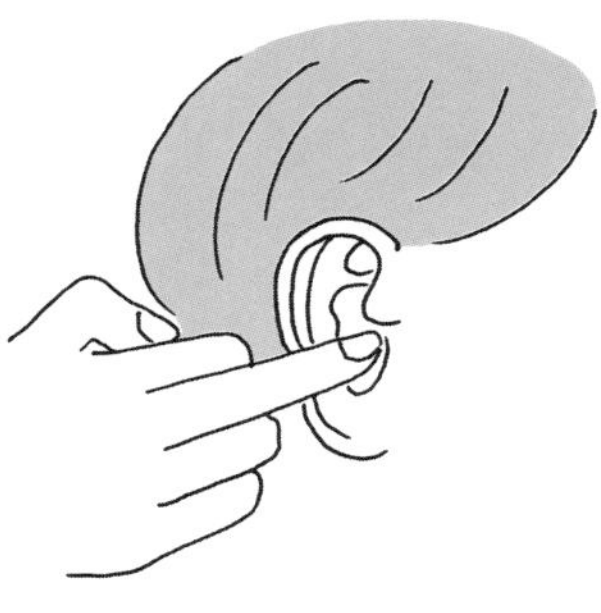

❸次に、胃、腸などのツボを刺激します。中指を使って、耳中のまわりを滑らすようにマッサージしていきます（18 ページ参照）。30 回ぐらい行ってください。

両耳同時にします。食事の10分～15分前に2～3分刺激するといいでしょう。

し指か中指でここを揉みます。ダイエットはストレスが溜まるもの。神門のツボはイライラを抑えてくれます。

耳甲介（18ページ参照）は下のほうを耳輪脚、中のほうを耳輪根と言います。耳の穴のすぐ横の上のほうが口に相当します。

耳甲介は、口↓食道↓噴門↓胃↓十二指腸↓小腸↓大腸というように、耳中のまわりを消化器官が取り巻いている形になります（18ページ参照）。マッサージを行うときは、両耳を同時に行います。

耳ツボには、胃腸の働きを整えるツボがいくつかあるので、123ページのやり方を参考に行ってみてください。食事の10〜15分前に、2〜3分行うことを習慣にするといいでしょう。

「ニキビ・シミ」のできない美肌に

思春期にはニキビ、そして加齢とともにシミが気になってきます。いくつになってもお肌は気になりますね。

思春期のニキビは、ホルモンバランスの影響、20歳を過ぎると、ストレスやホルモンバランスの乱れ、睡眠不足、喫煙などが原因となります。

加齢に伴うシミは、紫外線や内臓機能の低下、ストレスなど、原因は様々ですが、シミの予防と対策には、新陳代謝を促進することが大事です。

東洋医学では、〝肺は皮膚をつかさどる〟と言われていて、肺の働きによって皮膚の状態は調整されると考えています。

思春期のニキビは、男性ホルモンの分泌が増し、成長期における皮脂の過剰分泌が原因です。毛穴に皮脂がつまりやすくなり、ニキビの原因となるアクネ菌が繁殖しやすくなります。

ニキビやシミを防ぐ美肌マッサージ方法

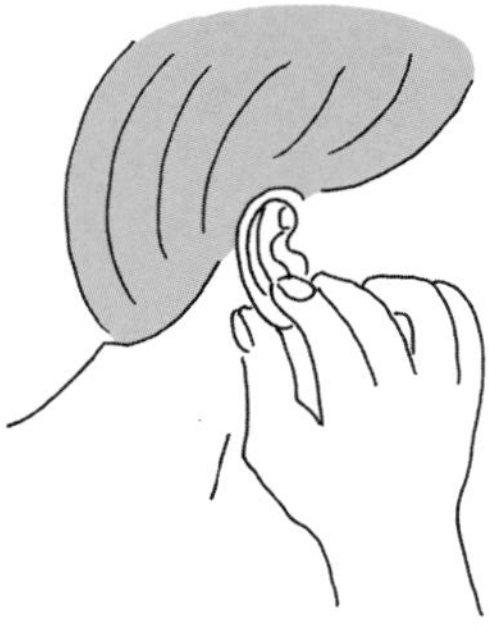

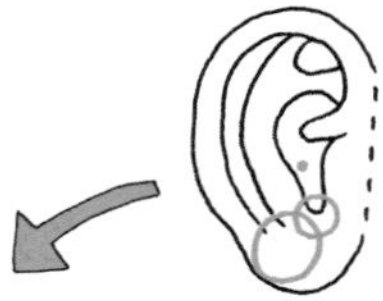

❶耳穴の下の切れ込みを、人差し指と親指ではさみ、内分泌のツボを押し揉みます。30回（1分）。

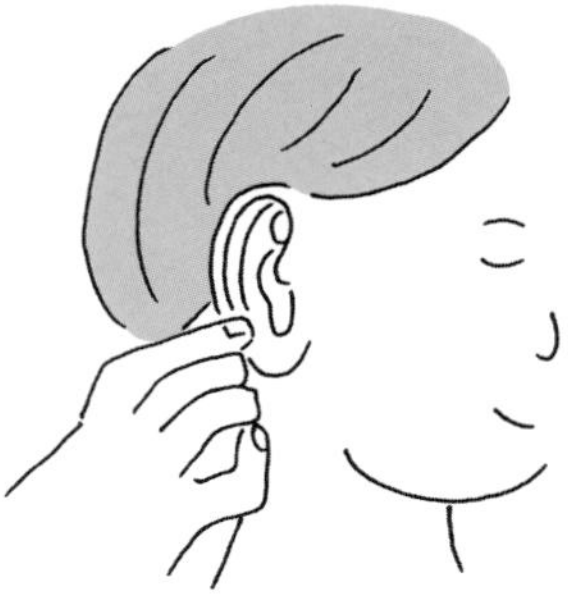

❷そのまま、親指の位置を耳たぶに移動して、後ろに折り曲げるようにつまみ、強めにこね回すようにして、3分間揉みます。その後、親指と人差し指で耳たぶ全体を1分間ゆっくりマッサージしてください。ここは、顔の皮膚に相当する箇所で面頬という美肌効果のあるツボにあたります（22ページ参照）。

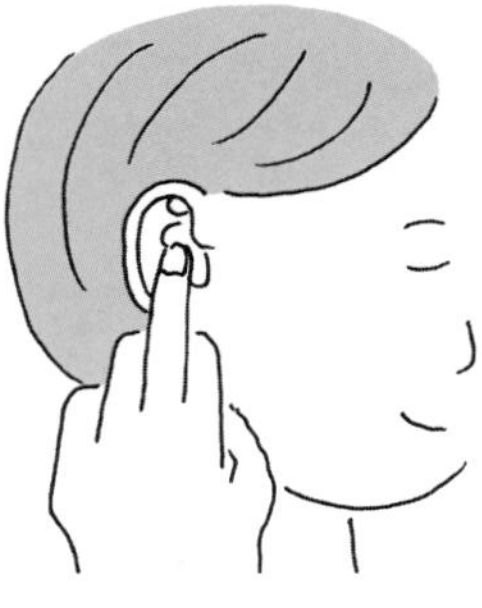

❸次に、中指を肺（右上図の●の部分）に当て、上下させたり、「の」の字を書くようにして刺激します。30回（1分）。

それぞれのツボを1日2回刺激します。

ニキビ、シミ対策には肺のツボ、内分泌のツボを刺激し、耳のマッサージで整えていきましょう。

ちなみに、ツボの位置に神経質になる必要はありません。気楽にやってください。マッサージとともに、ニキビ対策には、こまめな石鹸洗顔で清潔にし、規則正しい生活や、排便、バランスの取れた食生活、ストレス解消を心がけてください。シミやそばかすには、肌への直射日光をさけ、新陳代謝を促進するビタミンA、B、C、Eを含む食品を多く摂りましょう。

腎機能アップで「認知症」を予防する

人生100年時代と言われています。

しかし、こうして寿命が延びるに従って問題になってきているのが、老人性認知症です。

かつての日本人には、脳の血管障害によって引き起こされる脳血管性認知症が圧倒的に多かったそうですが、近年は、原因不明のアルツハイマー型認知症の割合が増えてきています。

いずれも脳の老化と関係があります。東洋医学では、「腎」は生命の根源であると同時に「脳をつかさどる」とされて、「脳髄、脊髄は腎の支配するところ」となっています。

腎の機能が低下すると、脳の老化や知能低下が促進されると考えられているのです。

耳のマッサージは、全身の老化を防ぐとともに、腎の機能を向上させて認知症を予防する効果があります。

心身の老化を感じてきたという人は、快適な老後を送るためにも、早いうちから耳のマッサージを毎日の習慣に取り入れてください。

身体全体を活性化させる働きがあり、疲労回復にも効果があり、風邪が長引いたとき、身体がぐったり疲れたとき、頭のハッキリしないときなどにもおすすめです。

やり方ですが、1日2回朝晩に、耳に意識を集中させながら行います。集中力を高めるために、できるだけ静かな場所で行うと良いでしょう。

認知症を予防する方法

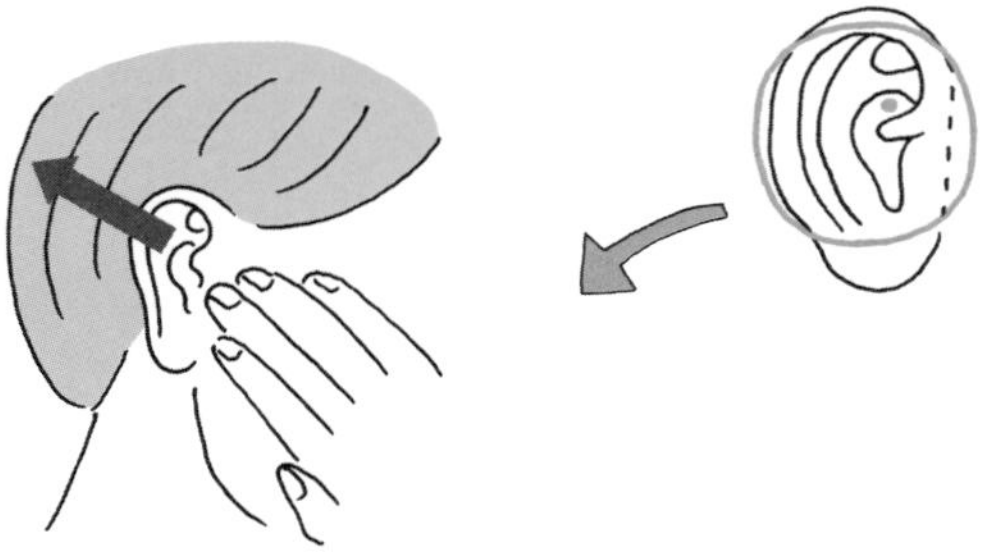

❶まず、指先を耳の付け根に当てます。

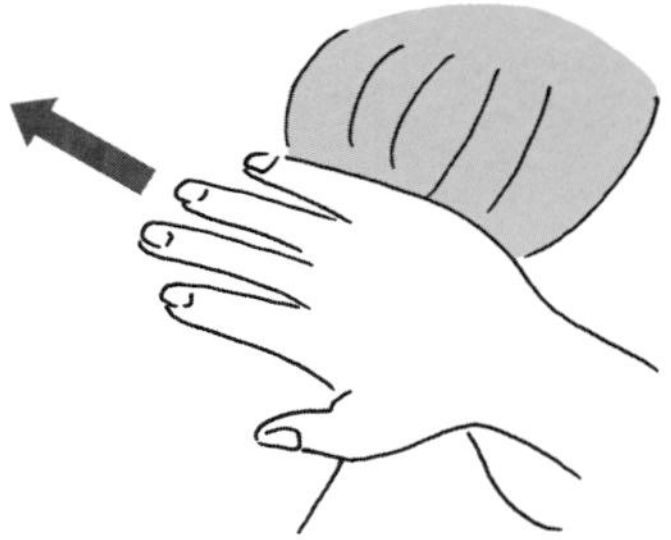

❷ゆっくり後ろに向かって手を滑らせ、5～7秒かけて耳の表全体を擦ります。

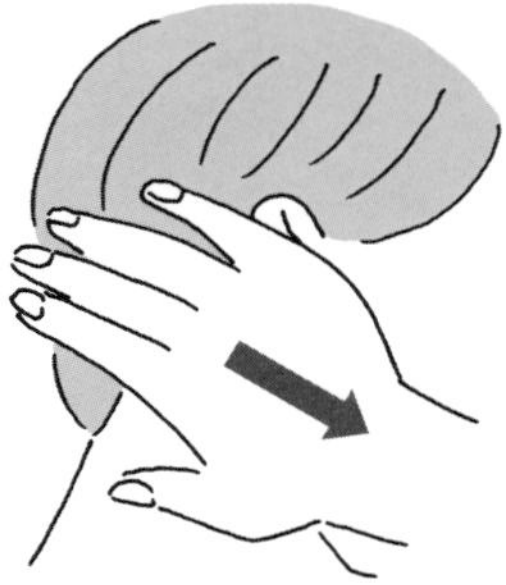

❸次に、そのまま手のひらをゆっくり前に引きます。

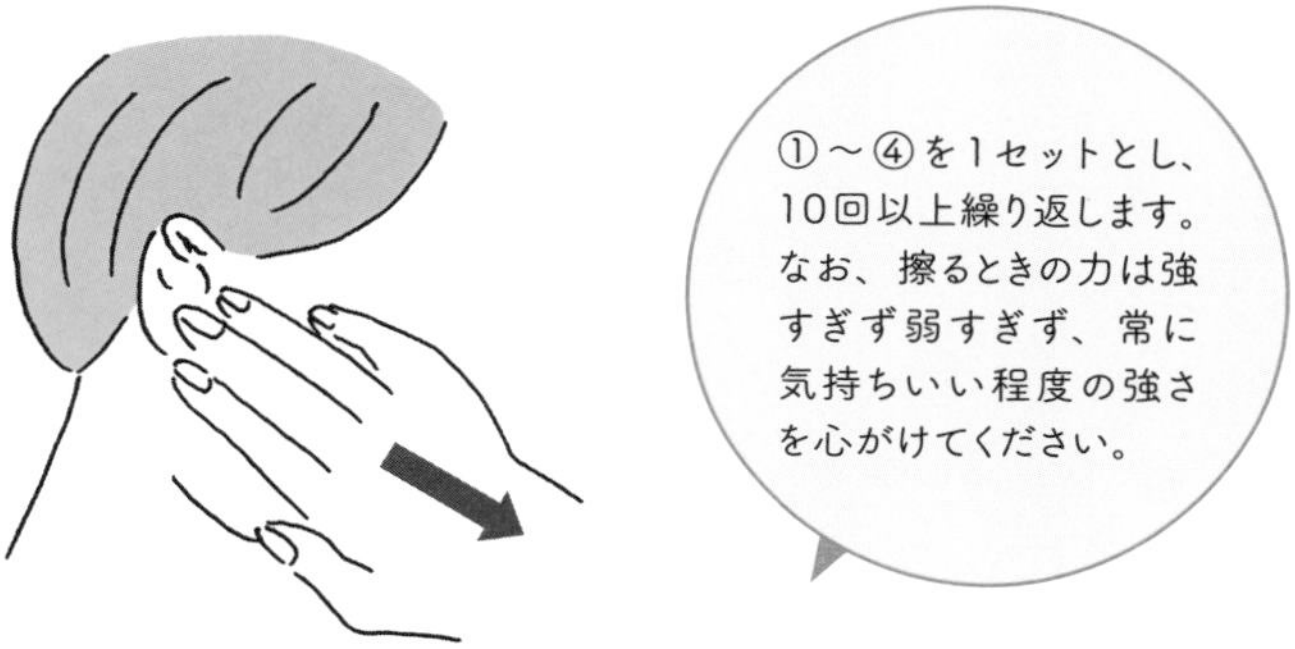
①～④を１セットとし、
10回以上繰り返します。
なお、擦るときの力は強
すぎず弱すぎず、常に
気持ちいい程度の強さ
を心がけてください。

❹前に引きながら、耳を耳の穴に被せるように耳の裏全体を５～７秒かけて擦ります。

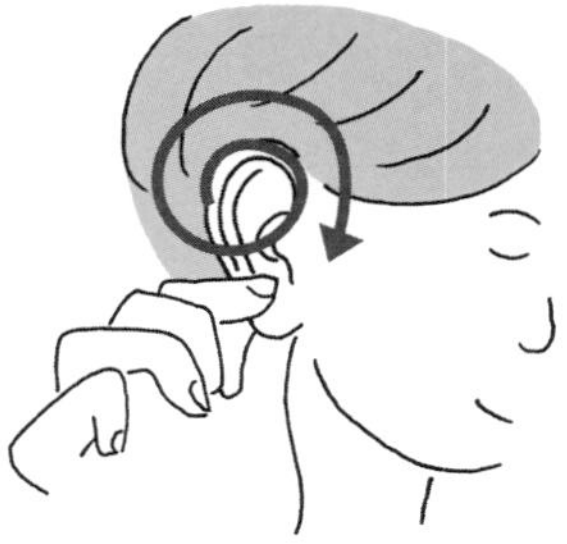

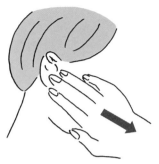

❺耳たぶをまんべんなく揉みます。３分くらいかけて、耳たぶがポッポッと熱くなってくるまで続けます。

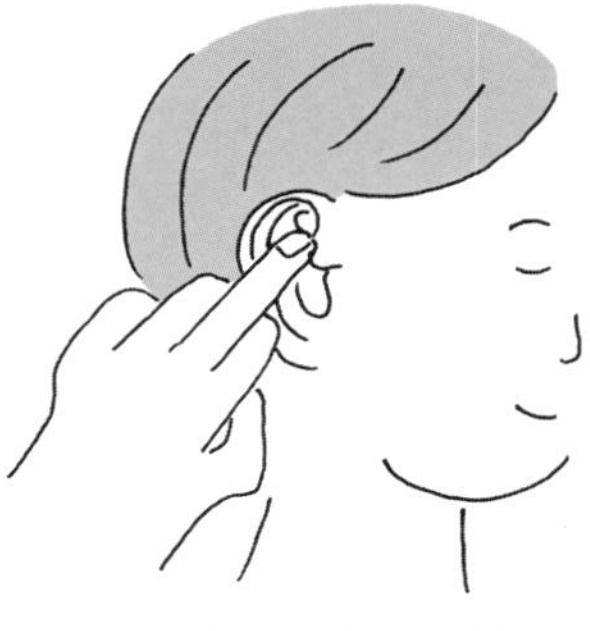

❻中指で耳の穴の上にあるくぼみの腎のツボ（右ページ上の耳の図●の部分）をぐっと押します。緩めては押すを数回繰り返してください。

神経の興奮を鎮めて「熟睡」する

耳のツボは脳に近いせいもあり、鎮静効果が大変あります。

ポイントは神門（19ページ参照）と耳たぶ全体をマッサージすること。

神門は、耳ツボでも有名なツボですが、自律神経の中枢である視床下部に近く、交感神経の興奮を鎮め、不安感を和らげます。体内時計のコントロールにも関係するので、良い睡眠へと導きます。

耳たぶは胎児が逆さまになった形をしていることからもイメージできるように、頭部、大脳に相当します。頭のツボの「対珠」や、目のツボの「耳垂」、皮質下のツボにあたります。目は、肝に通じていて、肝の高ぶりを鎮め、自律神経を調節して精神安定作用があります。「後頭」は、人体では枕の当たるところなので枕とも言い、睡眠にも影響する部分です。皮質下のツボは、大脳皮質の興奮を抑制します。

入浴の後などに行うと良いでしょう。

リラックスして熟睡する方法

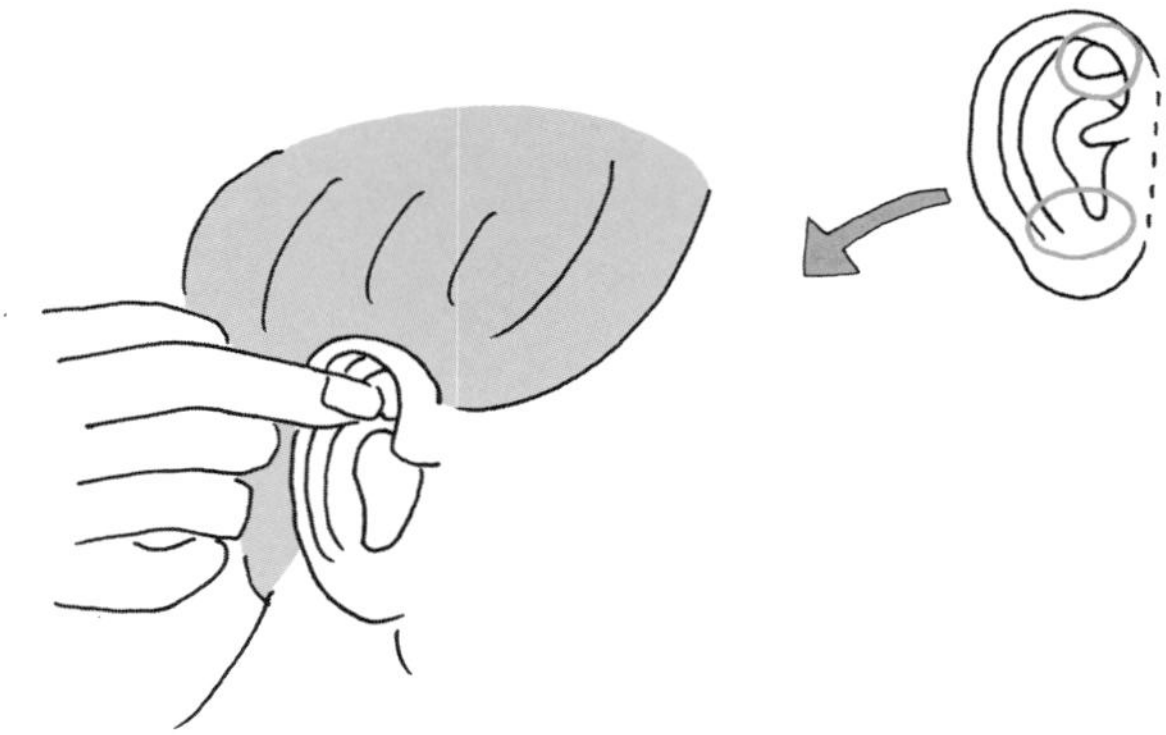

❶神門の位置に人差し指を置いて、右に10回、左に10回、ゆっくり円を描くように回し揉みします。

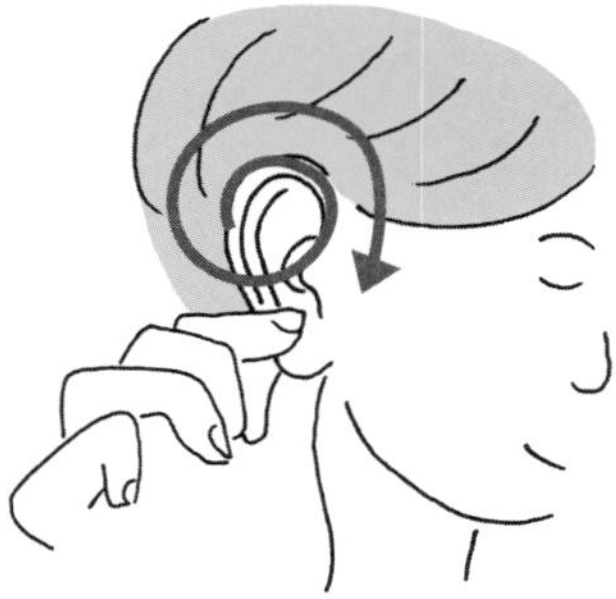

①②共に、3〜5セットずつ繰り返します。

❷耳たぶ全体をマッサージします。人差し指と親指で、耳たぶをつまみ、ゆっくり回し揉みを、右に10回、左に10回行います。

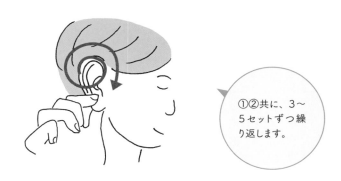

「腰痛」を和らげる

腰は、人の体重のほとんどを支えている大切な部分です。85％の腰痛は原因が分からないと言われていますが、腰痛を予防するには普段の姿勢も大切です。

長時間同じ姿勢で腰かけていたり、足を組む、立ちっぱなしで仕事をしていたりすると、腰に負担をかけ、筋肉が疲労し腰痛の原因に。

慢性化しないように、正しい姿勢を意識し、腰を冷やさないように日ごろから注意が必要です。

腰痛には、「三角窩」の下の部分の身体の中心のツボ地帯をマッサージしましょう。

そして、対耳輪にも腰椎仙骨、坐骨神経のツボがあるので併せてマッサージします。坐骨神経痛の方は、ある程度強く擦ってください。

腰痛を解消する方法

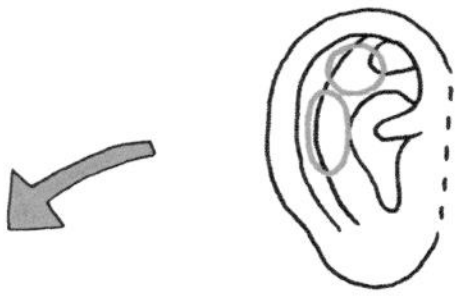

❶耳の表の上部に親指を当てると、すっぽり入るくぼみがあります。そこに親指を当て、耳の裏側に人差し指を当ててください。親指と人差し指をしっかりとツボに当て、痛気持ちいいくらいの力で揉みます。3秒押し揉み、1秒おいて再び押し揉みます。30 ～ 50 回くらいを、痛みがなくなるまでゆっくり時間をかけて揉みます。

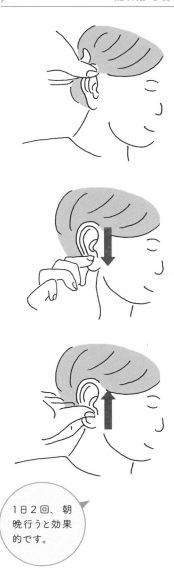

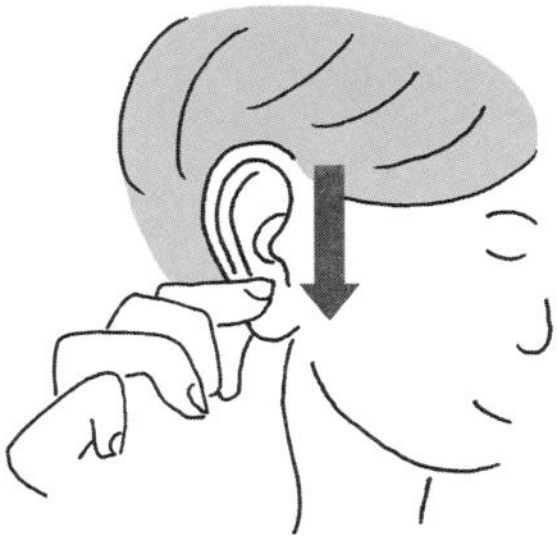

❷耳の外側のへり（耳輪）から、内側に指でたどっていくと溝があり、次に峰のように耳の上から下に縦長に伸びている部分があります。この部分は背骨に当たり、上下に擦ると気（エネルギー）の通りが良くなって、体全体の血行も活発になります。まず、人差し指を耳の表に、親指を裏側に当て、上から下に擦ります。

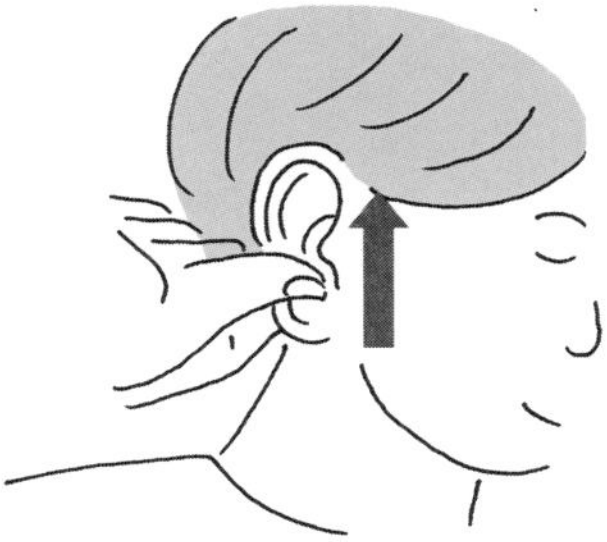

❸次に、親指を表に、人差し指を裏側にして、下から上に擦り上げます。この往復を 20 回から30 回くらい繰り返します。

1日２回、朝晩行うと効果的です。

「頻尿・失禁」を即効解消する

精神的な緊張が原因の頻尿や夜間頻尿、失禁にも効果を発揮する方法をご紹介しましょう。

東洋医学では、耳たぶは胎児の頭に当たりますから、①の耳たぶマッサージを行うと、頻尿の原因となる精神的な緊張がほぐれてリラックスしてきます。

また、腎の衰えは水分代謝を狂わせるので、頻尿や尿もれ、残尿感などの悩みに直結します。耳の穴の上の溝の上壁にある「腎」「膀胱」「輸尿菅（尿道）」には、排尿に関係の深い反応点が集まっていますが、②のマッサージを行うと、その反応点が効率良く刺激され、直接的に排尿間隔を整えてくれます。

精神的な緊張で一時的に起こった頻尿なら、以上の①、②を併せて行えば、即効で尿意が収まってくるでしょう。

頻尿を改善する方法

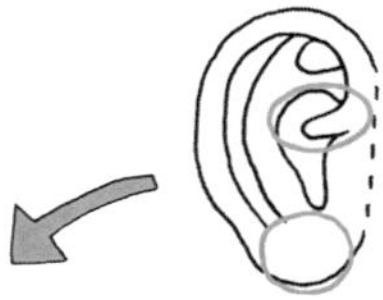

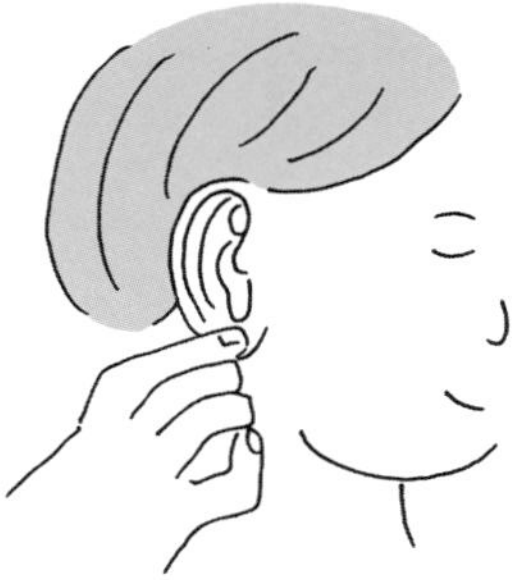

❶耳たぶの表側に人差し指、裏側に親指を当ててつまみ、そのまま耳たぶ全体をまんべんなく気持ちの良い程度の強さで揉みほぐします。耳たぶが温かくなるまで、２〜３分続けてください。

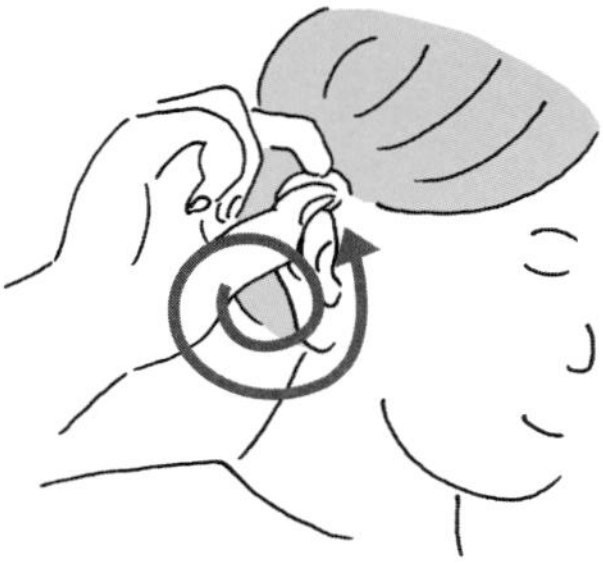

❷耳の穴の上の、溝の上壁に当たるところに親指の腹を引っかけるようにして当て、人差し指を耳の裏側に当てて、耳の上部をつまみます。そのまま親指で円を描くようにして、内回しに10回、外回しに10回、気持ちの良い強さでマッサージします。

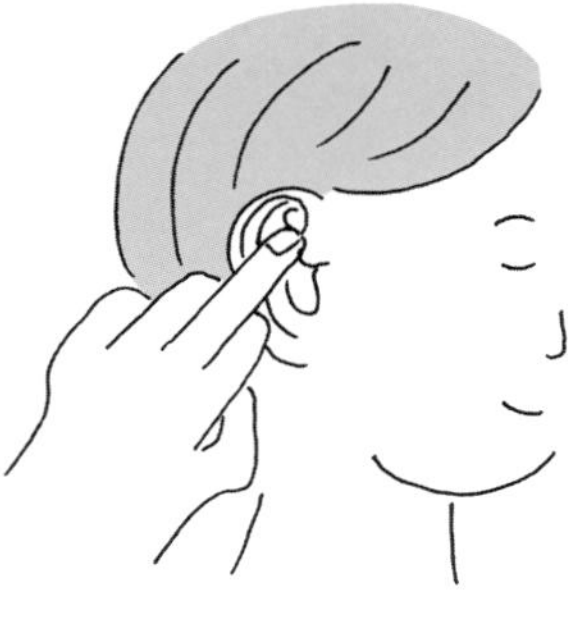

❸中指で、耳の穴の上のくぼみの腎のツボ、尿道のツボ、膀胱のツボ（18ページ参照）を順番に押していきます。腎のツボから少しずらし、尿道のツボ、膀胱のツボに移行していきます。それぞれ、５秒ずつ、繰り返し押してください。

一方、習慣化してしまった頻尿の場合は、1日3回ぐらいずつ、時間のあるときに続けてください。個人差はありますが、1～2週間ぐらいで徐々に排尿回数も整ってくるでしょう。

また、精神的な緊張や疲労を取る作用もありますから、頻尿にこだわらずに気軽に試してみてください。

リンパ液の流れを良くして「フェイスライン」を整える

耳は顔の横に位置しているので、耳のマッサージをするだけでリフトアップ効果はあります。

ただ、効果が実感できるのは、目尻が下がった、ほうれい線が深くなったように思う、あごのラインにたるみが……など、フェイスラインに加齢の変化を感じる方向けです。二重あごが気になる方にもおすすめです。

目尻が下がったときに効くのが、目のツボがある耳たぶを揉む方法です。顔のリフトアップには、耳のマッサージ体操のやり方の手順⑤（66、67ページ参照）を行ってください。

人にするときは、片耳ずつしてあげると効果が分かりやすいです。

1分でリフトアップする方法

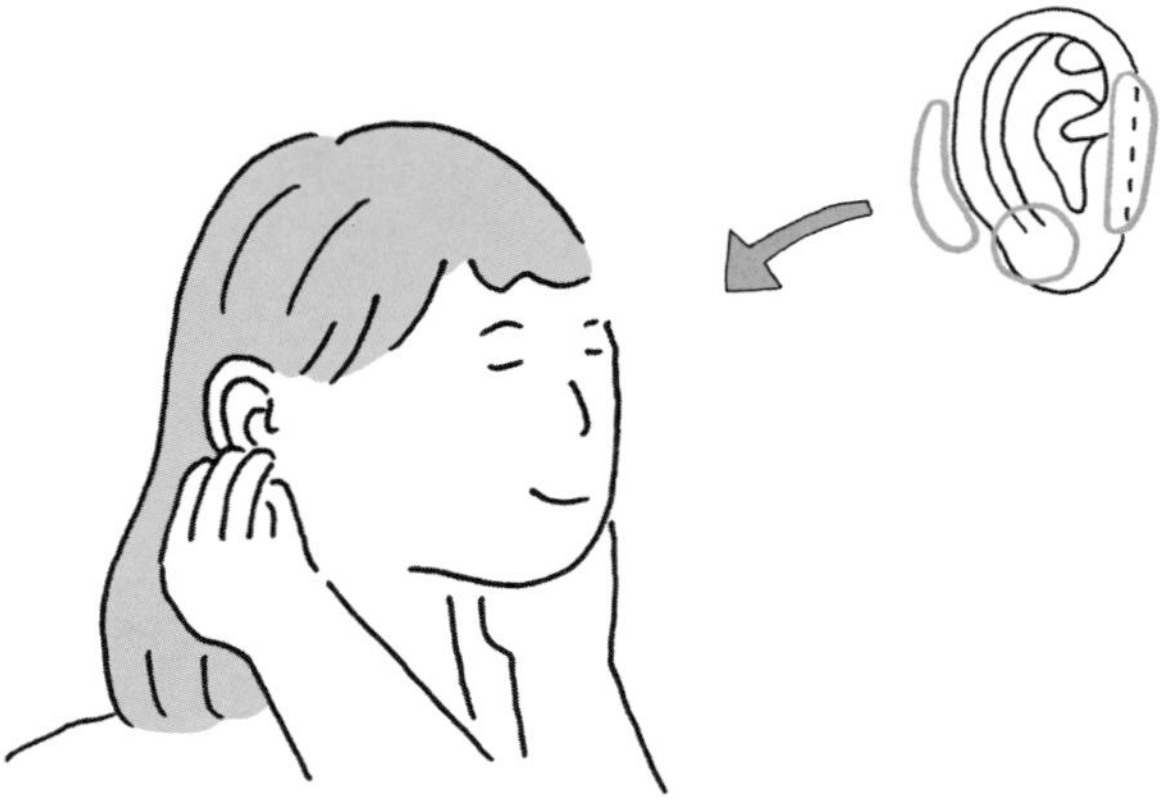

❶両耳たぶをグリグリと揉みます。

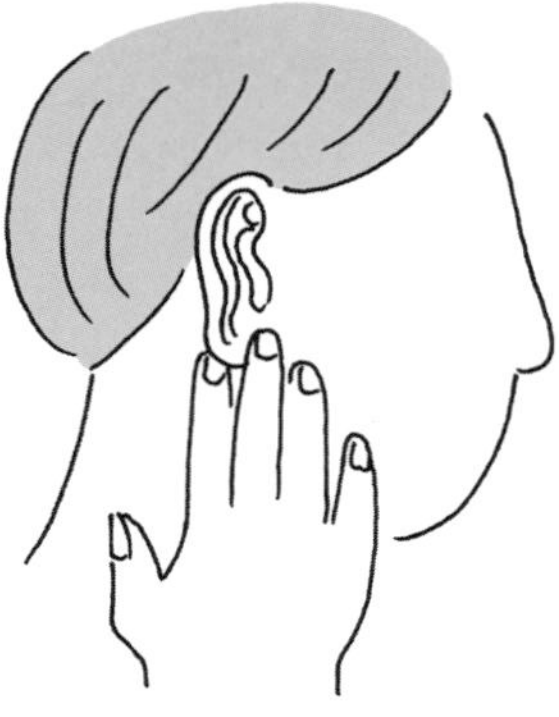

❷人差し指と中指をチョキの形にします。耳の下から、中指は顔側に、人差し指は耳の後ろに置きます。

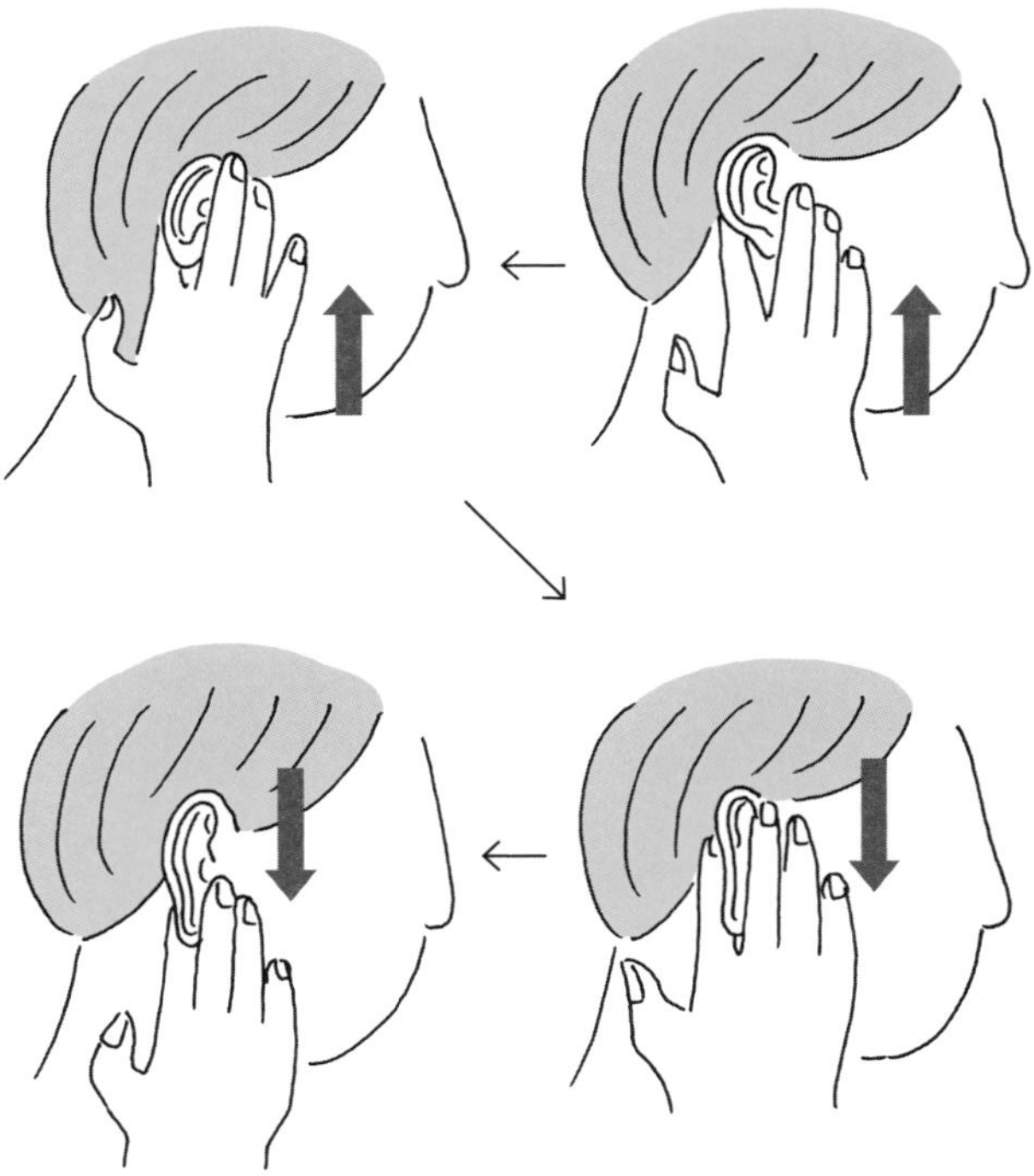

❸耳の付け根からスタートし、上に滑り上げ、耳の上の付け根まで滑り上げ、今度は下に下ろします。顔側の中指は耳下腺→顎関節を通り上まで行き、また下に滑り下ろします。それを数回繰り返してください。

耳ほぐしで「血圧」をゆっくり下げる

高血圧症は自覚症状がほとんどなく、目立った症状がないうちに発症し、進行していきます。しかし、高血圧の状態が長く続くと、血管や臓器に負担がかかり、様々な合併症を起こします。

怖いのは、動脈の壁に負担がかかって確実に「動脈硬化」を進行させ、狭心症や心筋梗塞などの心疾患、脳出血や脳梗塞などの脳血管疾患、慢性腎臓病のリスクを高めることです。

高血圧には、耳の裏側にある「耳背溝」を刺激すると効果的です（23ページ参照）。耳背溝は降圧溝と呼ばれ、血圧に効くゾーンです。薬に頼らずに耳のマッサージで降圧できたら、副作用の心配もなく安心です。

さらに、心臓のツボ、交感神経のツボも揉みましょう。

血圧をツボ押しで下げる方法

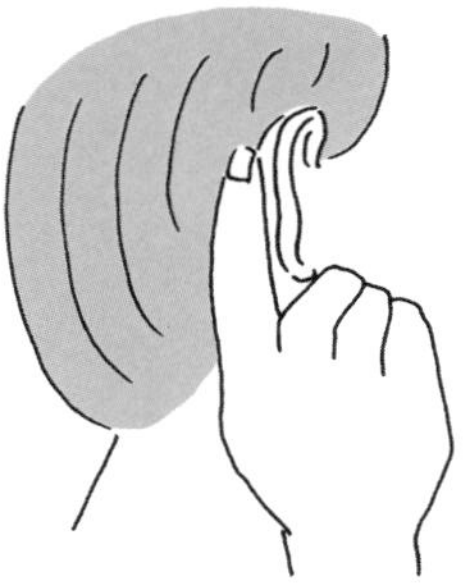

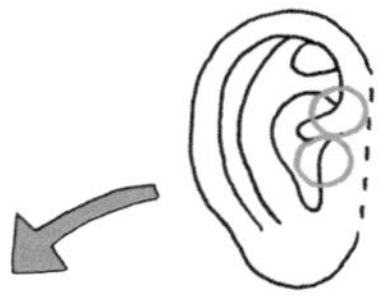

❶耳の裏側の、外側のへこんだ場所に、耳背溝という降圧溝があります。
人差し指の腹をツボに当てて上下に擦りましょう。30回が目安です。

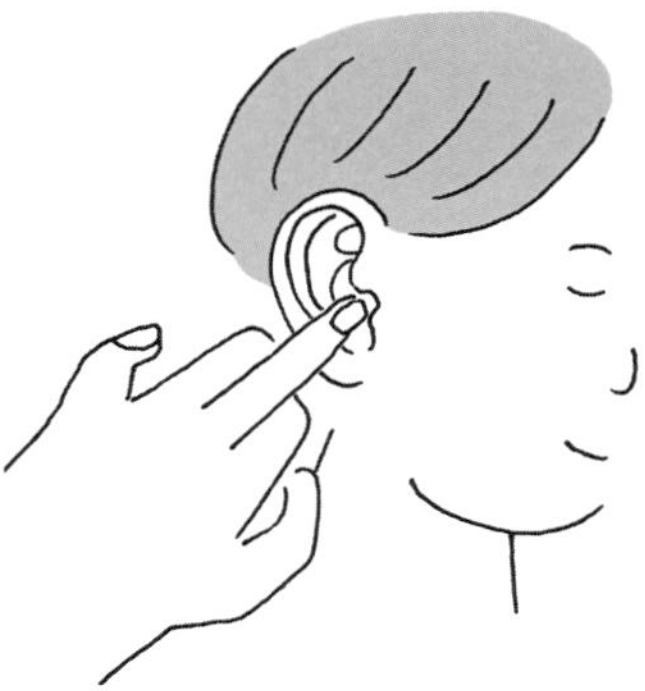

❷心臓のツボを中指で押し、グリグリ揉みます（18ページ参照）。

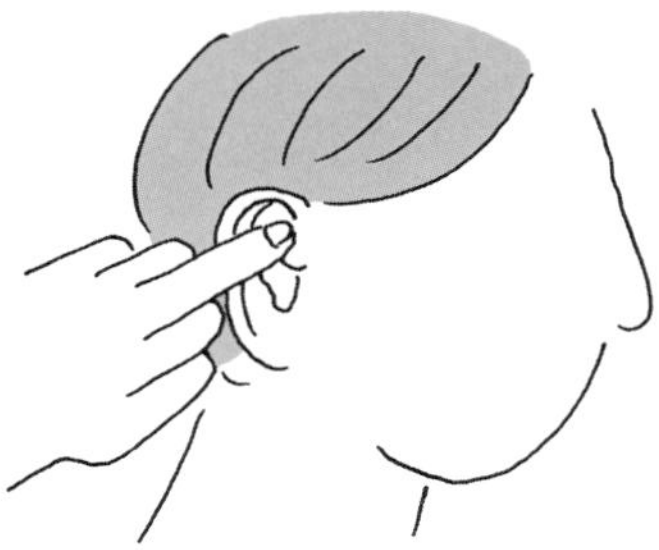

❸交感のツボを押し、グリグリ揉みます（17ページ参照）。

両耳を同時に刺激してください。1日３回くらいを目安に行いましょう。

第5章

耳の疑問に答えます

耳のマッサージや耳掃除、耳の悩みなど、よく寄せられる質問にお答えします。

耳のマッサージの疑問に答えます

Q1 足ツボと耳ツボの効果の違いは？

A 足ツボ、耳ツボともに全身のツボがあるのは共通しています。ただし、足は体重を支えながら歩いている訳ですから、常に刺激を受けています。ですから、かなり痛いくらいにしっかりと押さなければ、脳に伝達しにくいのです。

一方耳は、普段刺激を受けていない状態ですので、強い刺激でなくても脳に伝達しやすいのです。しかも、脳に近い分、即効性があります。

さらに、セルフケアしやすいのは耳です。思い立ったときに、入浴しながら、テレビを見ながら、ケアしてみてくださいね。

Q2 耳のマッサージに副作用はないでしょうか？

A 基本的には、耳ツボは身体を正常な状態にしてくれるので、副作用というのはありません。むしろ、人間の免疫力をアップして、自然治癒力を高めてくれます。

以前、仲良しのお客様がお二人で、当サロンにご来店されたときのことです。一人は結構ぽっちゃりさん、もう一人はとっても細い方でした。施術で耳ツボを押したときに、ぽっちゃりさんのほうが急に「トイレに行きたくなった」と施術を中断されました。

そのときに、もう一人のお客様は、「私は出かけると、いつもお腹が痛くなるのですが、今は大丈夫です」と言われました。小腸、大腸の耳ツボを押したときに、正常な状態になったからですね。

後述しますが、妊婦さんには、押してはいけない時期がありますので、注意をしてください。

Q3 耳ツボで痩せられますか？

A 耳ツボダイエットは、耳ツボだけで当然痩せられるものではなく、痩せるための手助けをしてくれるものです。

耳ツボは、人間の身体を本来の自然な状態に戻してくれるので、体脂肪率20％以下の方や、痩せなくてもいい方には不向きです。

まずは、ご自身が「ダイエットするぞ！」と決心し、食事を少し減らすところから始めてください。そのうえで、ストレスだったり、ホルモンのバランスが悪かったり、代謝が悪かったりと様々なところに耳ツボでアプローチしていきます。

まずは、「神門」のツボ。このツボは、ダイエットの最大の敵であるストレスを抑えるツボです。これまで、色々なダイエットを経験したことのある方はご存知かもしれませんが、ダイエットは空腹から生じるイライラやストレスとの戦いでもあります。神門のツボを刺激することによって、気持ちを穏やかにして、イライラした気持ちを取り去り、精神的に安定させていきます。

次に食べ物がしっかり消化、吸収できる正常な働きをする胃腸をつくります。

「胃」のツボは、胃の働きを正常にして、消化力を高めます。また、空腹による胃の不快感を抑えたり、ストレス性の胃炎や胃痛を防ぎます。

「食道」のツボは、消化器系全体の働きを正常にし、代謝機能を高めて、身体を活性化していきます。食べたものをエネルギーに変えて、余分なカロリーが脂肪として蓄積されないように、太りにくい身体をつくります。

「噴門《ふんもん》」という胃が食道につながる部分のツボも胃や腸の働きを活発にして、消化力を高める効果があります。

そして「肺」のツボは、食欲を抑えるうえで最も効果を発揮します。肺は呼吸の働きを良くするツボですが、同時に、食欲中枢がある脳の視床下部につながっていることが明らかにされています。また、血糖値をコントロールする働きがあるので、満腹中枢を制御してくれます。

インスリンには血糖値を下げるほかに脂肪を蓄積する働きもあるので、「肺」を刺激することで脂肪が蓄積されにくい身体をつくります。ですので、インスリン分泌の少ない食べ物を選んで食べる、低インスリンダイエットと相性がいいのです。

「内分泌」のツボは、女性ホルモンの分泌をスムーズにさせ、生理のトラブルを解消していきます。無理な食事制限によるダイエットで急激に体重が落ちると、生理が止まってしまう女性がたくさんいますが、「内分泌」のツボ刺激によってホルモン分泌が正常に行われるように調整してくれます。

でも、ダイエットに一番大切な事は、「痩せるぞ！」という決心です！　気持ちを強く持って、食事に気をつけて、適度な運動をして、無理なくダイエットに励んでくださいね。

Q4 妊婦さんは、耳ツボをやっても大丈夫ですか？

A 子宮のツボ以外は、基本的には大丈夫です。子宮のツボは、子宮の調整及び、出産を促進する効果がありますので、妊婦さんは気をつけてください。また、妊娠初期や後期も控えましょう。

Q5 耳ツボで禁煙できますか？

A 耳ツボは、依存症に効果的と言われています。

米国、マイアミ大学医学部の研究結果で、健康状態全般にわたる生活の質を改善するために大きな効果を示しました。とくに違法薬物中毒で逮捕された人達を、耳に電流を流す治療をしたところ、3年以内に再逮捕される確率を、75%から3%に下げました。

フロリダ州でも、薬物アルコール依存症の治療の第一選択として耳鍼法があるくらい、耳の可能性が認められています。

そして、耳ツボは禁煙の手助けをします。「肺」のツボは、呼吸器系の疾患に。「口」のツボは、禁断症状に。「神門」はイライラを抑え、気持ちを穏やかにします。

しかし、ダイエットと一緒で、禁煙するには、ご自身の「禁煙するぞ！」という決意が必要ですね。

Q6 耳ツボシールや耳ツボジュエリーは、どのくらい効果が持続しますか？

A 最近は、耳ツボのシールや耳ツボジュエリーなど、様々な種類の物が出回っています。製品により効果の持続が違います。

現在のように色々なものが出回っていない頃は、米粒を耳に貼って使っていました。今は、金の粒やチタンなど、アレルギーに対応したものもあります。

それらを耳に貼ることで単純に耳を刺激するのですが、効果は2～3日でしょう。と言うのも、人は刺激に慣れていくからです。なので、慣れてきたら貼り替えないと効果は薄れていきます。

最近は、磁気で血流を良くするもの、半導体でイオン電流を流すものなどが出ており、半月〜1か月くらい効果が保たれるものもあります。

Q7 耳かきをしてもらうと、なぜ幸せホルモン「セロトニン」が出るのですか？

A 幸せホルモン「セロトニン」とは、心のバランスを整えてくれる脳内物質のひとつで、心と身体を安定させ、幸せを感じやすくする働きを持つ効果があると言われます。

耳かきでセロトニンが分泌される理由のひとつは、「スキンシップ」のためです。耳かきをお子さんや恋人、大切な人にしてあげて、スキンシップを取ってあげることで、オキシトシンというストレスを癒す物質が分泌されて、セロトニン分泌を誘発してくれます。

そのため、耳かきをしてもらう人も、してあげる人も、「癒し」や「安らぎ」を感じることができるのです。

新型コロナウイルス禍では、人とのコミュニケーションが不足して、心が不安定になっている方も多いと思います。お子さんや家族への「耳かき」で、お互いの心と身体をぎゅっと近づけ、幸せホルモンであふれさせてはいかがでしょうか。

Q8 耳掃除（耳かき）をする頻度は、どれくらいがいいですか？

A 耳かきが好きな人は、「毎日しています」と言われます。

しかし、毎日掃除する必要はありません。耳掃除は、2週間に1回程度で十分でしょう。

ただ、耳かきは気持ちがいいものです。耳かきをすると落ち着く、イライラが収まる、眠くなるなど、耳かきを我慢するほうが、ストレスが溜まる方は、入り口を優しく刺激する程度なら毎日行っても大丈夫です。

ただし、奥は皮膚が薄いので、耳かきを奥まで入れないようにしてください。

Q9 左右で耳垢の溜まり方は違うんですか？

A 耳垢は、左右で溜まり方が違います。それは、耳の形も、左右対称ではないからだと思います。また、食べ物を噛むときも、どちらか片方で噛むことが多いと思います。それによっても、耳垢の溜まり方が変わってくるのではないでしょうか。

Q10 耳かきと綿棒、どちらを使えばいいですか？

A 耳垢の種類によって、耳かきと綿棒を使い分けると良いと思います。81ページで紹介したように、しっとりした耳垢は、綿棒を使ったほうが取りやすいですし、乾燥している耳垢は、耳かきを使うと、取れやすい場合もあります。どちらにしても、綿棒を使うときは、イヤーリムーバーを使ったほうがスッキリします。耳かきも綿棒も手前1㎝くらいのところで使い、奥まで突っ込まないようにしてください。

Q11 耳掃除にピンセットを使ってもいいですか？

A 耳垢には、色々なタイプの耳垢があります。乾燥タイプ、しっとりタイプ、飴耳タイプなど説明してきた通りです。

ですが、ピンセットを使って掃除できる耳垢の種類は限られています。例えば、飴耳や、ポロポロした乾燥タイプは、つかめないので無理なのです。壁に貼り付いたような、ペラペラした耳垢限定になります。

ただ、金属の物を入れると、耳に当たって傷つける可能性がありますので、あまりおすすめしません。

ピンセットに限らず、耳かきなどの道具を使う場合は、家族で使い回しなどしている場合も多いので、必ずエタノールなどで消毒してからお使いください。

Q12 耳垢が溜まりやすい人は、どんな人ですか？

A 耳垢は、新陳代謝によって剥がれた皮脂、汗、ほこりなどからできています。なので、汗を良くかく人、外の仕事をしている人、太っている方などは溜まりやすいと思います。新陳代謝の激しい子どもなども、溜まりやすいですね。

逆に、デスクワークなどで、エアコンの効いた部屋の中にいて、あまり動かない人は、溜まりにくいように思います。

Q13 子どもが耳かき嫌いなんですが、どうすればいいですか？

A お子さんの耳は小さくて、中が見えにくいので、つい奥まで耳かきや綿棒を入れてしまいがちです。初めて、耳掃除をしたときに、奥まで入れてしまった、または、耳垢を取るのに夢中になって、「もうちょっとだから、痛くても我慢して」と痛い思いをさせて、「耳かきは痛い」というトラウマにしてしまったのでしょうか？

同じ体勢でじっとしているのが苦手という子どもにとって、耳掃除は不快なものです。また、耳をいじられる感触が嫌だという子や、何をされているかがよく見えないため不安という子もいます。耳掃除という行為に「痛い」「怖い」というイメージを持っている子どもは実は多いのです。まずは、耳の入り口の見えている耳垢だけを、イヤーリムーバーをつけて、優しくふき取ってあげてください。お子さんが「痛くない、気持ちいい」ところで、耳垢が残っていても残しておいてください。

そして、１週間ごとに、繰り返し優しくお掃除すると、お子さんは耳掃除が怖くなくなります。何より、お母さんとのスキンシップが取れることのほうが、素晴らしいことだと思います。

Q14 耳かき動画を見ていたら、眠くなるのはどうしてですか？

A 最近は、ＹｏｕＴｕｂｅなどで、「ＡＳＭＲ」が密かに話題になっています。ＡＳＭＲとは、Autonomous Sensory Meridian Response の略で、直訳すると「自律感覚絶頂反応」という意味で、「人が聴覚や視覚への刺激によって感じる、心地良い、脳がゾワゾワするといった反応・感覚」のことです。

ＡＳＭＲ人気ランキングに耳かきは第2位に上がっているように、「まるで本当に耳かきをされたり、マッサージをされているような感覚になるから」「耳かき音を寝るときに聞くとよく眠れる」「耳かき動画はリラックスできる」など、7〜8割が睡眠導入の補助とストレス解消のために利用しているそうです。

耳の中にある迷走神経は、副交感神経を優位にする働きがあり、リラックス効果があるので、耳かき動画を見ることによって、疑似体験をしていると思われます。

Q15 今まで、耳の中に入っていて、びっくりした物は何ですか？

A 女性がネイルにラインストーンをつけていたのですが、耳を小指の爪でかいたときに、爪についていたラインストーンが外れて、耳の中に残ってしまっていました。

皆さん、爪には気をつけましょう。

他にあった実例では、海に行った人の耳の中に砂が入っていたり、お子さんが学校の実習で稲刈りをした後の耳に稲が入っていたり、車の修理屋さんでは鉄くずが入っていたりしました。結構色々、耳の中に入るものですね。

耳に関する疑問に答えます

Q16 モスキート音（高周波音）が、年を取ると聞こえにくくなるのはなぜでしょうか？

A 音は、顔の横についている耳で集め、外耳道を通って鼓膜に当たります。鼓膜の内側には、3つの小さい骨が鼓膜からの振動を3倍にします。

そしてその振動が「かたつむり」みたいな形の「蝸牛」の中のリンパ液を揺らし、蝸牛内の小さな「有毛細胞」を動かします。この「有毛細胞」が電気信号に変え、蝸牛神経から大脳に伝わります。

有毛細胞には内側と外側の2種類があり、これらは言わばピアノの鍵盤のように並んでいます。入り口近くにある有毛細胞は「高音」に反応し、奥にある有毛細胞は「低音」に反応します。


全ての音の振動は、「高音」に反応しやすい入口の有毛細胞から入ってくるので、負荷がかかりやすくなり、年と共に劣化していきます。その結果、モスキート音を聞き取れないことが多くなっていきます。そのため、年を取ると高音が聞き取りにくくなり、耳が聞こえづらくなったと感じるのです。

ただし、これには個人差があります。大音量で音楽を聴き続けたりすると、繊細な有毛細胞を傷つけてしまうため、若い人でもモスキート音の聞こえ方に影響が出てくることがあります。

Q17 年を取って耳が遠くなっても、悪口は聞こえる？

A　１６４ページでも述べたように、耳の中にある有毛細胞は加齢により高音域から劣化していくため、高音から聞き取りにくくなるのです。ですから、ひそひそと低音で悪口を言っても、実は聞こえるというわけです。悪口を言うときは気をつけましょう（笑）。

Q18 イヤホンをいつもしていますが、耳には良くないのでしょうか？

A 最近は、オンライン会議などが増え、イヤホンは必需品になっていますが、耳垢を押し込んだり、耳の中が蒸れてしまって、痒みの原因になったりすることもあります。そして、耳に負担がかかるため、「こり」の原因にもなります。

以前、補聴器をされているお客様がご来店されたときに、「お医者様に耳がこるんですと相談したら、耳のマッサージをしてくれるサロンがあると聞いて参りました」と、仰っていただいたことがあります。そのお客様の耳はやはり、補聴器による負担で硬くなっていました。

当店にご来店いただくお客様でも、首や肩などこっている人は、耳がものすごく硬く、触っただけでも痛がったりします。たまに耳のマッサージをして、耳を柔らかくして、いたわってあげてくださいね。

Q19 福耳の人は、お金持ち？

A 福耳は、七福神のように、縁起のいい神様が耳たぶが大きく厚い福耳なので、お金が貯まるというイメージなのでしょう。人相学では、「福耳は心が豊か」と言われますが、残念ながらお金持ちとは関係ないそうです。

Q20 リフトアップ効果は、どのくらい持続しますか？

A 耳のマッサージで、耳と顔の間のリンパを流すと、リフトアップ効果があります。しかも即効性があり、すぐに顔が上がりますが、その後、顔が無表情だと、リンパ液の流れも悪くなり、持続はあまり期待できません。

常に耳を触る癖をつけていると、持続するかもしれませんね。持続したい場合は、耳ツボのシールや、耳ツボジュエリーをおすすめします。

Q21 高齢男性では、耳の毛が伸びてくるのはどうしてですか?

A 年を取ると、頭髪が薄くなるのに反比例してボーボーと生えてくる耳毛、鼻毛、眉毛。私は、美容師でもありますので、よく年配の男性のお客様から、眉毛のカットと耳毛のカットを頼まれます。

これは一体なぜなのでしょうか。毛には、毛周期があり「成長期」↓「退行期」↓

「休止期」とあり、髪の毛なら、男性は４〜５年で生まれ変わります。耳の毛や眉毛は、１〜２か月で抜けていきます。

しかし、老化によってその毛周期が乱れると、毛の周期をコントロールする機能が低下するため、本来なら抜け落ちる周期にも関わらず、成長してしまい、伸び切ってしまうのですね。

また、老化により、女性ホルモンが減少すると男性ホルモンの影響が大きくなり、男性ホルモンは体毛の成長を促進するために、加齢とともに鼻毛や耳毛などの体毛が濃くなりやすいのです。

このような毛周期の乱れは、50〜60代から始まる人が多いので、おじさんは耳毛や鼻毛が伸びやすくなるのです。

あとがき

「耳の本を出したい」

そう思ったのは、耳のことについての本が、すごく少ないと思ったからです。耳と言えば、「耳ツボダイエット」「耳掃除は、自分でしてはいけない」「耳垢は乾性と湿性の2種類」、どれを見てもこのような内容です。

しかし、私が1万人以上のお客様の施術をさせていただいた中で感じたのは、耳の様々な症例を診て経験したこととは違うのではないか？　ということでした。

「耳垢って2種類だけじゃなく、いっぱい種類あるよね」

「耳垢は勝手に出てくると言うけれど、掃除しない人がサロンに来てみると、つまっている人が多い」

など、耳についての真実を発信したいと思いました。

お客様の中には、お母さんがお子さんの耳掃除を怖くてできない、お客様自身も間違った耳掃除をして、耳垢を押し込んでしまったり、耳を傷つけてしまって、「きちんとお掃除できているか心配」とサロンにおいでになる方もいます。

私はそういう状況を見ていて、「子どもの頃にお母さんしてもらった耳掃除が正しいと信じ込み、大人になって初めて、正しい耳掃除の仕方を誰にも教えてもらっていなかった」ということに気づいたのです。このようなことが日常的にあり、耳のことをきちんと伝えたいという思いが強くなっていきました。

私は、美容師を38年やり、この世界に入ったのですが、イヤーエステサロンを立ち上げて13年になります。モニターに耳の中を映し、それを見ながらお掃除するのがとてもインパクトがあるためか、雑誌やテレビ、最近はＹｏｕＴｕｂｅでも紹介していただきました。お陰様でたくさんのお客様にご来店いただいております。新型コロナウイルス禍以前は、海外からもたくさんの方に来ていただいておりました。

そんな新感覚の耳掃除ですが、実は、耳掃除だけではなく、「耳を触ると、とてもリラックス効果があり、脳に大変いい影響を及ぼすのではないか？」と考えるようになりました。

耳掃除をしているとき以外は、ほとんどのお客様が、すやすやと眠られています。施術後は、スッキリとしたお顔で、

「楽になった～。助かった～。ありがとう」

などと、美容室のお客様とは違う、感謝されるような喜び方をしていただけます。

しかし、耳についてはちゃんとしたエビデンスがないので、自ら色々と実験をしてみました。その結果については、40、41ページでご紹介しました。

そして、本書監修の西本クリニックの院長、西本真司先生にご協力いただき、先生自ら実験台になっていただいて、病院で使用されている自律神経を測る機械でデータを取っていただきました。この結果は冒頭でお伝えした通りです。別々の日に2回、データを取り、2回共良い結果が出ました。これで自信を持って、皆様にお伝えできると思っています。

今は、コロナ自粛、環境の変化などでストレスが増えて、自律神経が乱れやすい環境になっています。自律神経の乱れは、不安・うつなどの心理的反応や、偏頭痛・首こり・肩こり・眼精疲労・睡眠障害などの身体的反応に表れます。

耳掃除と耳のマッサージは、これらの問題点を改善するツールとして、「心と身体と魂を癒し、改善する、本質の癒し」だと感じており、多くの人に知っていただきたいという想いで、本書を上梓いたしました。

耳を通じて、皆様の心と身体と魂が癒され、健康で豊かな人生が送れますように、これからも発信していきたいと思います。

最後に、本書の出版のきっかけを与えてくださった遠藤励起氏、自律神経と耳の監修をしてくださった西本クリニック院長の西本真司先生、そして数々のお世話になった方々、ご協力いただいた方々に心より感謝いたします。

中本多紀

著者　中本多紀（なかもと・たき）

一般社団法人 JEB ジャパンイヤービューティ協会代表理事、株式会社 BBcompany 代表取締役。

和歌山県生まれ。18 歳から美容師になり、26 歳で結婚・出産、夫の会社が倒産・離婚・借金苦。シングルマザーで借金返済しながら美容室を経営。お客様が「シャンプーをしたらめまいがする」「人と話をするのがつらい」など心と身体の両方のお悩み相談を受け、ヘアーサロン以外で解決できることを探して、「イヤーエステ」に出合い、2007 年イヤーエステサロンを和歌山で立ち上げる。2008 年イヤーエステティシャン育成のため、JEB 協会の元となるイヤーエステ研究会を発足。2012 年に株式会社 BBcompany を設立し、2014 年イヤーエステ「BONITABONITO」を東京、大阪に同時に出店。「読売新聞」、「LEON」、「夕刊フジ」、「女性セブン」、「VOGUE JAPAN」、「女性自身」などの雑誌や「GOETHE」で堀江貴文氏との対談が取り上げられる。YouTube の耳かき動画で集客に成功し、ヒカキンなど人気 YouTuber も多数来店。広告宣伝費 0 円で、月 700 人以上集客する。2019 年、一般社団法人 JEB ジャパンイヤービューティ協会を発足。800 名以上のイヤーセラピストを育成。

一般社団法人 JEB ジャパンイヤービューティ協会
HP：https://jeb-association.com/

監修　西本真司

1961 年、和歌山県生まれ。近畿大学医学部卒業。熊本大学医学部附属病院麻酔科、熊本赤十字病院麻酔科、山鹿市立病院を経て、1996 年、西本第 2 クリニックを開業。2006 年、西本クリニックと第 2 クリニックを統合し、西本クリニック院長に就任。自らの潰瘍性大腸炎の闘病体験をいかしたホリスティックな医療を実践する。西洋医学的な医療としては、ペインクリニックの技術をいかして星状神経節ブロック、硬膜外ブロックを行い、交感神経過緊張の改善に努める。食に関しては個々に合わせての糖質制限食の指導している。東洋医学的な治療としては、漢方、鍼、気功治療を行い、代替医療として、サプリメントの指導、温熱療法、心理カウンセリング、オートファジー理論断食療法（ケトン体検査）なども行う。さらに音楽療法や笑い療法もとり入れている。

耳は不調と美容の救急箱
首・肩こり、目の疲れ、不眠から若返りに効く!

2020年11月25日　第1版第1刷発行
2024年 3 月19日　第1版第3刷発行

著　者　　中本多紀

発行所　　WAVE出版
〒102-0074　東京都千代田区九段南3-9-12
TEL 03-3261-3713　FAX 03-3261-3823
振替 00100-7-366376
E-mail: info@wave-publishers.co.jp
https://www.wave-publishers.co.jp

印刷・製本　　萩原印刷

NDC496　175p　19cm　ISBN978-4-86621-316-3

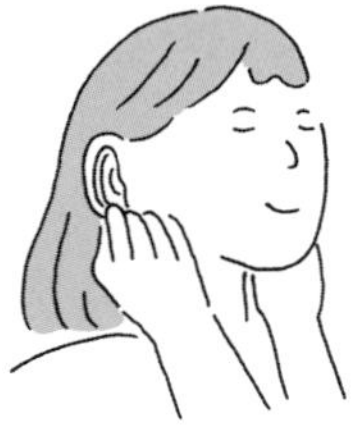